Liebe Familie Schumm!

Ich wünsche Ihnen viele interessante Eindrücke beim anschauen der historischen Bilder aus der Orthopädie.

Viele Grüße, verbunden mit den besten Wünschen zum Advent

Ihr

Michael *(Unterschrift)*

Frankfurt/M, Dezember 03

M.A. Rauschmann (Hrsg.)

Historische Bilder aus der Orthopädie

M.A. Rauschmann (Hrsg.)

unter Mitarbeit von:
M. Konrad
A. Lotz
U. Nothwang
K.-D. Thomann
L. Zichner

Historische Bilder aus der Orthopädie

Aus der Sammlung des
Deutschen Orthopädischen Geschichts- und Forschungsmuseums

Mit 158 Abbildungen

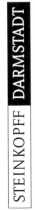

Dr. med. Michael A. Rauschmann
Orthopädische Universitätsklinik
Stiftung Friedrichsheim
Marienburgstr. 2, 60528 Frankfurt

ISBN 3-7985-1445-3 Steinkopff Verlag Darmstadt

Bibliografische Information Der Deutschen Bibliothek
Die Deutsche Bibliothek verzeichnet diese Publikation in der Deutschen Nationalbibliografie; detaillierte bibliografische Daten sind im Internet über <http://dnb.ddb.de> abrufbar.

Dieses Werk ist urheberrechtlich geschützt. Die dadurch begründeten Rechte, insbesondere die der Übersetzung, des Nachdrucks, des Vortrags, der Entnahme von Abbildungen und Tabellen, der Funksendung, der Mikroverfilmung, oder der Vervielfältigung auf anderen Wegen und Speicherung in Datenverarbeitsanlagen, bleiben, auch bei nur auszugsweiser Verwertung, vorbehalten. Eine Vervielfältigung dieses Werkes oder von Teilen dieses Werkes ist auch im Einzelfall nur in den Grenzen der gesetzlichen Bestimmungen des Urheberrechtsgesetzes der Bundesrepublik Deutschland vom 9. September 1965 in der jeweils geltenden Fassung zulässig. Sie ist grundsätzlich vergütungspflichtig. Zuwiderhandlungen unterliegen den Strafbestimmungen des Urheberrechtsgesetzes.

Steinkopff Verlag Darmstadt
ein Unternehmen der Springer Science+Business Media GmbH

http://www.steinkopff.springer.de

© Steinkopff Verlag Darmstadt 2003
    Printed in Germany

Die Wiedergabe von Gebrauchsnamen, Handelsnamen, Warenbezeichnungen usw. in diesem Werk berechtigt auch ohne besondere Kennzeichnung nicht zu der Annahme, dass solche Namen im Sinne der Warenzeichen- und Markenschutz-Gesetzgebung als frei zu betrachten wären und daher von jedermann benutzt werden dürften.

Satz und Umschlaggestaltung: Type Talks, Groß-Zimmern
Druck: Justus Kuch GmbH, Nürnberg

SPIN 10974346   105/7231-5 4 3 2 1 0 Gedruckt auf säurefreiem Papier

Vorwort

Die Aufgaben eines Museums bestehen neben der Präsentation von Exponaten und der Vermittlung bestimmter Themen an den interessierten Besucher auch im Sammeln, Bewahren und Dokumentieren sowie der Akquisition von Gegenständen, Literatur und Materialien die thematisch dieser Institution nahe stehen.
Seit der Gründung des Deutschen Orthopädischen Geschichts- und Forschungsmuseums wurde eine Vielzahl von Objekten gesammelt, die für den Weg der Orthopädie in Deutschland von großer Bedeutung waren. In den vergangenen acht Jahren sind große Teile des Archives erschlossen und dokumentiert worden. Der Bestand des Museums vergrößerte sich durch Neuzugänge aus unterschiedlichsten Quellen. Hierzu gehören umfangreiche Bildsammlungen. In diesem Material, das teilweise aus den Krankenblattarchiven namhafter deutscher Kliniken stammt, fanden sich Patientenbilder, Röntgenbilder sowie Abbildungen von Präparaten von einzigartiger Qualität, die aus heutiger Sicht als Raritäten anzusehen sind. Seltene Krankheiten des Bewegungsapparates in unterschiedlichsten Stadien der Ausprägung, Verlaufsbeobachtungen und Dokumentationen der damaligen Therapien stellen den größten Teil dieser Bildarchive dar, die fast immer dem Blick einer größeren Öffentlichkeit entzogen bleiben. Diese medizinischen Archive und Sammlungen beherbergen, sofern sie nicht im 2. Weltkrieg zerstört worden sind, geradezu unglaubliche Mengen an bisher unbekannten Bildern.
Die Autoren dieses Buches haben sich aufgrund der Einmaligkeit dieser Aufnahmen, die teilweise Lehrbuchcharakter haben und Krankheiten in ihrem Vollbild dokumentieren, wie sie heute glücklicherweise in entwickelten Ländern nur noch selten zu finden sind, für deren Veröffentlichung entschieden. Dies geschieht in dem Bewusstsein, dass diese damalige Art der Photographie, wie es G. Steinlechner treffend beschreibt: „mit dem Modus der Schaustellerei verbunden" war. Die betroffenen Menschen waren aufgrund ihrer Verletzungen und Verkrüppelungen und Krankheiten „nicht nur behandlungsbedürftig, sondern auch als Anschauungsobjekte interessant".
Der Gesichtsausdruck, die zusammengesunkene Haltung und Positionierung bzw. Darstellung der zu dokumentierenden Körperregion belegen nicht selten die Widerwilligkeit der Patienten ihr Leiden zu präsentieren. Um diese Betroffenheit, aber teilweise auch Offenheit und Freizügigkeit zu dokumentieren, wurde bewusst auf die Anonymisierung beispielsweise durch Augenbalken verzichtet. Aus medizinischer Sicht aber ist die Photographie eine Methode, die trotz der Subjektivität und Möglichkeit der manipulierten Präsentation eine weitgehend realistische Darstellung der Pathologie hervorbringt. Dies steht im Gegensatz zu der Zeit vor der Entdeckung der Photographie, in der Zeichnungen als Dokumente entstanden, die immer dem Eindruck und der Art der Darstellung des Herstellers unterlegen waren. Gleiches gilt umso eindrucksvoller für das Röntgenbild, welches die Normalität oder die Veränderung des Objektes zweidimensional abbildet, ohne die Möglichkeit, Zusatzinformationen über den Betroffenen zu bekommen, jedoch auch ohne die Möglichkeit des Verbergens oder des Hervorhebens.

Der Firma Biomet Merck BioMaterials ist es zu verdanken, dass die getroffene Auswahl der Abbildungen in der hier präsentierten Qualität zur Darstellung gebracht werden kann. Einerseits wird hiermit ein Beitrag für die Erhaltung unvergleichlicher Dokumente erzielt, andererseits dient diese Publikation der Weitergabe von klinischen Befunden dieser Ausprägung.
Alleine die Betrachtung und Befundung dieser Photographien regt zum differenzialdiagnostischen Denken an und schärft den Blick für die „prima vista"-Diagnose.

Dank sei an dieser Stelle allen Helfern ausgesprochen, die für die Realisierung dieses Projektes und des hieraus resultierenden Buches mitverantwortlich waren.

Hier sei insbesondere Herrn U. Nothwang, Frau M. Konrad und Herrn A. Lotz gedankt, die mit viel Liebe und Akribie das Archivmaterial aus dem Annastift in Hannover gesichtet, inventarisiert und archiviert haben.
Herrn Prof. L. Hovy und der Verwaltung des Annastiftes möchten wir für die Überlassung dieses historischen Archivmateriales an das Deutsche Orthopädische Geschichts- und Forschungsmuseum danken.
Frau J. Brunner und Herrn G. Boer danken wir für die graphische Gestaltung sowie für die Bildbearbeitung.
Ein weiterer Dank gilt Frau Dr. G. Volkert für ihre Bereitschaft, neben den Jahrbüchern aus dem Deutschen Orthopädischen Geschichts- und Forschungsmuseum auch dieses Werk im Steinkopff Verlag herauszubringen.

Dem Leser und Betrachter dieses Buches wünschen wir ein interessantes und eindrucksvolles Studium, getragen von der Achtung vor den Patienten.

Frankfurt am Main, im Oktober 2003

Michael A. Rauschmann
Ludwig Zichner

Inhalt

Kapitel 1	Auswahl, Geschichte und Herkunft der Bilderkollektion	1
	M.A. Rauschmann, M. Konrad, U. Nothwang	
Kapitel 2	Patientenbilder	15
	- Körperstamm	
	- Systemerkrankungen	
	- Obere Extremität	
	- Untere Extremität	
	M. Konrad, U. Nothwang, M.A. Rauschmann	
Kapitel 3	Präparate	97
	M.A. Rauschmann	
Kapitel 4	Röntgenbilder	115
	U. Nothwang, M. Konrad, M.A. Rauschmann	
Kapitel 5	Therapie und Orthetik	137
	M.A. Rauschmann, K.-D. Thomann	
Kapitel 6	Anatomische Skizzen	161
	A. Lotz	
Kapitel 7	Quellenangaben und Herkunft der Bilder	168

Adressen

Mirella Konrad
Deutsches Orthopädisches Geschichts- und Forschungsmuseum
Stiftung Friedrichsheim
Marienburgstr. 2, 60528 Frankfurt

Achim Lotz
Deutsches Orthopädisches Geschichts- und Forschungsmuseum
Stiftung Friedrichsheim
Marienburgstr. 2, 60528 Frankfurt

Ulrich Nothwang
Johann Wolfgang Goethe-Universität
Institut der Anthropologie und Humangenetik für Biologen
Siesmayerstr. 70, 60323 Frankfurt

Dr. med. Michael A. Rauschmann
Orthopädische Universitätsklinik
Stiftung Friedrichsheim
Marienburgstr. 2, 60528 Frankfurt

Prof. Dr. med. Klaus-Dieter Thomann
Arzt für Rheumatologie, Orthopädie und Sozialmedizin
Medizinhistorisches Institut der J. Gutenberg-Universität Mainz
Am Pulverturm 12, 55131 Mainz

Prof. Dr. med. Ludwig Zichner
Ärztlicher Direktor
der Orthopädischen Universitätsklinik
Stiftung Friedrichsheim
Marienburgstr. 2, 60528 Frankfurt

1 Auswahl, Geschichte und Herkunft der Bilderkollektion

M.A. Rauschmann, M. Konrad, U. Nothwang

Geschichte der Patientenphotographie

Die Auszüge der Patientenbilder, Röntgenaufnahmen sowie Abbildungen von Präparaten aus einem pathologischen Institut werfen die Fragen auf, wann erstmals eine photographische Befunddokumentation durchgeführt wurde, wann die Orthopädie dieses Hilfsmittel einsetzte, wer sich erstmals mit dieser Möglichkeit auseinandersetzte und wie daraus ein Standardverfahren wurde, das heute in weiterentwickelter Form zur Dokumentation eingesetzt wird und seine feste Anwendung gefunden hat.

Die Photographie wurde im ersten Drittel des 19. Jahrhunderts entwickelt. Die erste erhaltene Photographie geht auf J.N. Niepce aus dem Jahre 1826/27 zurück. 1839 kann als das Jahr des Beginns der Photographie angenommen werden, da hier von D.F.J. Arago über das Verfahren erstmals berichtet wurde. Fast zeitgleich wurde das Verfahren für die Dokumentation mikroskopischer Befunde genutzt.
Zunächst wurden interessante Einzelbefunde dokumentiert, es folgten Verlaufskontrollen von Krankheitsbildern und Heilungsprozessen zur Dokumentation von Heilungserfolgen. Später wurde die Patientenphotographie mehr und mehr für didaktische Zwecke genutzt. Allem voran diente und dient die Patientenphotographie der Ausbildung aller medizinischen Heilberufe und der Humanmediziner selbst. Nicht zuletzt sind Photographien wichtige Bestandteile eines jeden Lehrbuches und vieler Publikationen, die mit Bildern, Kasuistiken, diagnostische und therapeutische Techniken illustrieren.
Die Photographie dient der Forschung. Man denke nur an die Vergleichsbeurteilung von Befunden, die durch die Photographie in objektiver Weise auf einfachste Art möglich geworden ist. Die Photographie ersetzte die oft seitenlange Beschreibung von Befunden, die fast immer mit viel Subjektivität behaftet war. Auch Zeichnungen von pathologischen Befunden konnten sich dieser „Verfälschung" des Herstellers nicht entziehen.

Somit war der Siegeszug der Photographie in der Medizin nicht mehr aufzuhalten. Mitte des neunzehnten Jahrhunderts kam es zu einer Wende in der Dokumentation und graphischen Darstellung, zu einer „Revolution in der Bilderwelt", die die medizinische Photographie zu einer Hilfswissenschaft anhob.

Photographie und Orthopädie

In der Orthopädie kann Heimann Wolff Berend (1809-1873) aus Berlin als einer der Inauguratoren der wissenschaftlichen medizinischen Photographie angesehen werden. Eine Publikation aus dem Jahre 1855 dokumentiert den Weitblick dieses Orthopäden sehr eindrucksvoll: „Ich kann daher nicht genug meine Freude schildern, als ich erstmals die Photographie für pathologische Zwecke angewandt sah". Es war die Abbildung einer Skoliose, die ihm „behufs Konsultation" aus Russland übersandt worden war: „Obgleich noch mangelhaft ausgeführt, erkannte ich auf der Stelle, daß nunmehr das Mittel gegeben sei, die solange gefühlten Uebelstände unvollkommener, nicht naturgetreuer Darstellungen unmöglich zu machen... Weshalb ich, wo ich irgend kann, jetzt nur von der Photographie Gebrauch mache." Und er empfahl: „im Interesse der Wissenschaft diese Methode auf das dringenste" [1].
Fässler schreibt: „Berend hatte den Wert der Photographie für die Lehre in der Orthopädie zu schätzen gewusst; dies leitete sich aus der Überzeugung Berends her, dass die Photographie „die Natur treu copieren", „Naturwahrheiten" darstellen könne [1, 6].
In dieser Publikation von 1855 wurden von Berend bereits konkrete Anweisungen zur Erstellung von Patientenphotographien gegeben. So schrieb er: „Der Chirurg verfehle nie beim photographieren dem Kranken eine ungezwungene, und zwar diejenige Stellung zu geben, die im Bilde charakteristisch ausgedrückt werden soll..." und weiter „Es ist nicht gleichgültig, ob ein Patient en face oder en profil gezeichnet wird, sondern es fragt sich stets, auf welche Weise die Deformität in's rechte

Licht tritt; mit einem Worte, der sachverständige Arzt muß in jedem einzelnen Falle ganz genau die Situation des darzustellenden Objekts bestimmen". „Man erlaube, da nach dem gegenwärtigen Standpunkt der Photographie ohne Retouche wenige Bilder zustande gebracht werden können, dem Künstler nur mit der größten Vorsicht die beschränkteste Nachhilfe, und zwar mit gewissenhafter Schonung der durch die photographische Procedur originaliter erzeugten Conturen". „Begreiflicherweise geht sonst die ganze Intention der allein in Betracht kommenden Naturwahrheit verloren" [1].
Ganz ähnlich äußerte sich Newhall: „Das Authentische, das einer Photographie innewohnt, vermag ihr einen besonderen Wert als Zeugnis oder Beweis zu verleihen" [9].

Schon 1862 wird von Duchenne de Boulogne (Frankreich) das erste medizinische Buch mit Originalphotographien veröffentlicht. 1863 folgt dann die erste deutsche Publikation von J. Wildberger mit Originalphotographien. 1867 wurde an einer Klinik (Hospital Saint-Louis/Paris) das erste medizinische Photo-Atelier eingerichtet.
Neben Berend und Wildberger wurde die Photographie Ende des 19. Jahrhunderts auch von C. Temmink (1827-1910), dem Mentor der späteren Hüfferstiftung in Münster eingesetzt, um die Notwendigkeit der Gründung von orthopädischen Heilanstalten zu dokumentieren und somit sozialpolitisch einzusetzen. Für diese Photographien von Patienten vor und nach der Behandlung sowie von Gipsabgüssen einzelner Fußdeformitäten erhielt Temmink 1888 im Internationalen Wettstreit in Brüssel die Silberne Medaille [15, 16].

Röntgentechnik
Nach Entdeckung der Röntgenstrahlen wurden auch die dadurch gewonnenen Bilder bald in Publikationen und Lehrbüchern vervielfältigt, um sie einer größeren Menge Interessierter zugänglich zu machen. Bereits ein Jahr nach der Entdeckung findet man erste Sammlungen von Photographien interessanter Röntgenbilder. Diese Methode wird auch zur detektivischen Arbeit auf anderen Gebieten genutzt. So gewinnt man beispielsweise Aufschluss über eine Mumie, ohne das Präparat zu manipulieren [8].
Auch das Innere des Organismus rückt mehr und mehr durch wenig invasive diagnostische und teilweise auch therapeutische Maßnahmen in das Zentrum des Interesses. Zum Beweis der Durchführbarkeit und der Befunddokumentation kommt der Photographie auch hier schnell ein hoher Stellenwert zu. So finden sich erste Atlanten zur Endoskopie (1894) von M. Nitze (1848-1906) dem Mitentwickler des Zystoskopes, sowie eine arthroskopische Photographie vom Inneren des Kniegelenkes durch K. Takagi. 1957 wurde von M. Watanabe zur Arthroskopie und ihrer Behandlungsmöglichkeiten ein Atlas aufgelegt.
Hinzu kommen die sogenannten „bildgebenden Verfahren" die in der Gegenwart den klinischen Alltag bestimmen und aus der Diagnostik und zunehmend auch aus der Therapie nicht mehr wegzudenken sind. So haben wir heute neben dem „klinischen Bild" des Patienten häufig das sonographische, szintigraphische, computertomographische und kernspintomographische Bild zu berücksichtigen. Geblieben ist die konventionelle Röntgentechnik, die seit 1895, von technischen Modalitäten abgesehen, keine prinzipielle Änderung erfahren hat.

Herkunft und Geschichte der Photographien
Das Deutsche Orthopädische Geschichts- und Forschungsmuseum wurde 1959 in Würzburg gegründet und ist seitdem bemüht, interessantes Material, das im Zusammenhang mit der Orthopädie steht, zu sammeln und zu bewahren, sowie dem interessierten Besucher zu präsentieren bzw. die vorhandene historische Literatur zugänglich zu machen. In diesem Rahmen erfolgte auch die Erfassung der vorhandenen

Literatur mit einem EDV-gestützten Bibliotheksprogramm und die Präsentation via Internet mit der Option einer Literaturrecherche der historischen Bibliothek (http//www.Orthopädiemuseum.de). Hierdurch wurden unter anderem Dissertationen mit interessanten Lithographien aber auch mit ersten Photographien erfasst, deren Einzigartigkeit bemerkenswert ist.

Dieses Material, sowie Dauerleihgaben interessanter Veränderungen des Skelettsystemes, die auf C.G. Schmorl zurückgehen und ein Bildarchiv des Annastiftes in Hannover mit großartigen Photo- und Röntgenaufnahmen, welches an das Museum übergeben wurde, gab den Anstoß, die interessantesten und seltensten Abbildungen in einem Buch zu publizieren. Im folgenden soll der Leser über die Herkunft und die Entstehungsweise sowie die Auswahl des präsentierten Bildmateriales informiert werden:

Bildarchiv des Annastiftes
Der Großteil der in diesem Buch dargestellten Abbildungen stammt aus dem „Annastift" in Hannover. Es handelt sich hierbei um einen Nachlass, der dem ehemaligen Bildarchiv der o.g. Institution entspricht und aus ca. 18.000 Patientenphotographien von etwa 6.500 Patienten, ca. 2.000 Röntgenglasplatten von etwa 1.200 Patienten und einem dazugehörigen Patientenbuch besteht (Abb. 1, 2). In diesem Patientenbuch sind nach Aufnahmedatum der Photographien (ab 02.10.1934) die zugehörigen Patienten mit den wichtigsten Informationen (Aufnahme, Alter, Diagnose, Art der Aufnahme) aufgelistet. Soweit die Recherche eine Zeiteinschätzung ermöglicht, stammt das dargestellte Material aus einem Zeitraum von 1908-1942 bezüglich der Photographien, die Röntgenglasplatten stammen aus einer Zeit von 1909-1925. Während dieser genannten Zeit standen chronologisch Dr. Peter Bade (1872-1956) von 1902, Prof. Dr. Bruno Valentin (1885-1969) von 1924 und Prof. Dr. Kurt Lindemann (1901-1966) von 1936 als Chefärzte der Klinik vor.

Das beschriebene Bildmaterial wurde als Schenkung von dem Deutschen Orthopädischen Geschichts- und Forschungsmuseum übernommen. Nach dem Transfer von Hannover nach Frankfurt wurde zunächst eine Sichtung und Archivierung sowie Selektion von zerstörtem, nicht restaurierbaren Material durchgeführt.

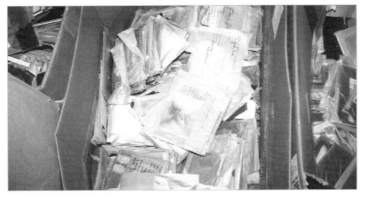 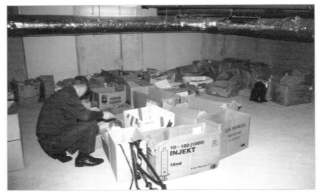

Abb. 1, 2
Bildarchiv des Annastiftes, Hannover.

Die Archivierung erfolgte sachgerecht, indem intakte Negativ-Glasplatten, sowie die dazugehörigen Papierabzüge nach der Reinigung, je nach Zustand, in ihren ursprünglichen Pergaminhüllen belassen oder neu in entsprechende Pergaminhüllen verpackt wurden (Abb. 3). Sodann wurden die Patientenphotographien, sofern ein Geburtsdatum zu ermitteln war (dies war ab dem 02.10.1934 der Fall) nach diesem chronologisch sortiert. Aufnahmen, ohne Angabe von Geburtsdaten, wurden nach dem Erstellungsdatum sortiert. Somit kann statistisch zumindest eine Einschätzung der Fälle pro Jahr, bezogen auf die dokumentierten Patienten, vorgenommen werden. Die Röntgenaufnahmen wurden in einem eigens dafür erstellten Programm erfasst, darin wurden Parameter wie Namen, Geschlecht, Diagnose, Therapie, Alter, Geburtsdatum, Tag der Aufnahme sowie die dargestellte Körperregion eingetragen. Ferner wurde jedem Röntgenbild eine Archivnummer zugewiesen. Zu ausgewählten Fällen wurde zusätzlich die Krankenakte eingesehen und wichtige Dokumente hieraus aufgenommen. Diese Erhebung erlaubt eine statistische Aufarbeitung des Gesamtkollektives. Die hieraus resultieren Aufteilungen sind in einer Tabelle im Anhang dieses Kapitel dargestellt. (Tabelle 1)

Aus dem Gesamtbestand wurden für dieses Buch einerseits klassische Krankheitsbilder mit typischen Veränderungen in unterschiedlichen Ausprägungen ausgewählt. Einzelne Fälle ließen auch eine Verknüpfung zwischen den oben erwähnten Röntgenglasplatten und den Patientenphotographien zu, so dass hierdurch Krankheitsverläufe mit teils operativen, teils konservativen Ergebnissen gemeinsam demonstriert werden können.
Andererseits wurden Patientenbilder mit Erkrankungen herausgesucht, die entweder von ihrer Entität oder/und von ihrer Ausprägung selten sind und somit heute nicht mehr gesehen werden. Diese Bilder dokumentieren das Spektrum der Orthopädie, wie es sich im ersten Drittel des 20. Jahrhunderts darstellte und zeigen die damaligen therapeutischen Möglichkeiten, sowie die hiermit erzielten Ergebnisse auf.
Die Gliederung folgt anatomischen und pathologischen Gesichtspunkten. So wurden Unterkapitel nach Körperregionen (Körperstamm, Obere und untere Extremität) gegliedert und ein Kapitel Systemerkrankungen geschaffen. Je nach dargestelltem Hauptbefund erfolgte dann die Einreihung der Abbildungen, wobei auch Erkrankungen, die den gesamten Organis-

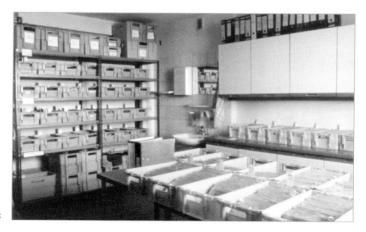

Abb. 3

mus betreffen in Einzelfällen der anatomischen Zuordnung, dem Hauptbefund folgend, einsortiert wurden. Soweit möglich, erfolgte die Eingrenzung der Diagnose oder zumindest die Beschreibung des dargestellten Krankheitsbildes. Nicht immer konnte eine eindeutige Diagnose anhand des vorhandenen Bildmateriales gestellt werden. Dies war vor allem auch dann erschwert, wenn zu den dargestellten Personen keine Patientenakte oder/und keine Röntgenbilder existieren, die differentialdiagnostisch von großer Bedeutung gewesen wären. Es wurde, wenn möglich, das Alter und das Geschlecht der dargestellten Person im Text mit aufgenommen. Die jeweiligen Quelldaten sind im Anhang dieses Buches zu finden.

Präparate
Das Museum ist in der glücklichen Lage über Dauerleihgaben aus der Sammlung Christian Georg Schmorls (1861-1932) zu verfügen. Selbige befindet sich noch heute in den Räumlichkeiten des Institutes für Pathologie „Georg Schmorl" in Dresden-Friedrichstadt und wurde im Jahre 2002 durch die Jahrhundertflut stark geschädigt.

Schmorl selbst stand dem Institut von 1894-1932 vor. Aus dieser Sammlung wurden Trocken- und Feuchtpräparate, aber auch eine Anzahl seltener und qualitativ hochwertiger Photographien zur Verfügung gestellt. Ein Großteil dieser Dauerleihgaben sind in der ständigen Ausstellung des Museums präsentiert.
Die Schwarz-Weiß-Photographien weisen eine hohe künstlerische Qualität auf und sind trotz der teilweise grotesken Veränderungen ästhetisch. Die Liebe zum Detail und die künstlich erzeugte Ordnung, sowie die Reduzierung auf die reine Knochenpathologie lässt den Betrachter die teilweise schlimme Bedeutung und Tragweite dieser Befunde vergessen. Teilweise erscheinen die abgelichteten Knochenpräparate für den medizinischen Laien wie abstrakte Kunstwerke aus einer anderen Welt. Der Mediziner sieht in Ihnen jedoch die morphologischen Variationsmöglichkeiten der Natur. Christian Georg Schmorl photographierte selbst einen Großteil seiner häufig auch selbstständig obduzierten und präparierten pathologischen Befunde. J. Justus schreibt: „Schmorl war ein Meister der fotografischen Technik, wovon unter anderem ein stereoskopischer Atlas der Herzerkrankungen zeugt." [7].
Er widmete sich insbesondere der Skelettpathologie der Wirbelsäule, die er einerseits durch systematische Präparation aber auch durch den Einsatz der Röntgenstrahlen wissenschaftlich fundiert bearbeitete. In wenigen Jahren wurden durch seinen Einsatz über 10.000 Wirbelsäulen präpariert sowie radiologisch und photographisch dokumentiert.
Aus diesem Gesamtpool, der unter anderem durch die Folgen des 2. Weltkrieges dezimiert wurde, stammen die hier präsentierten Schwarz-Weiß-Photographien mit handschriftlichen Dokumentationen. Ein Grund für die Aufnahme der Abbildungen in diesem Buch war die Option, dieses noch vorhandene Material zu erhalten und einem breiteren Kreis zugänglich zu machen. Ein kleiner Teil der Röntgenbilder und Schwarz-Weiß-Photographien finden sich in dem bekannten Werk C.G. Schmorls und H. Junghanns: „Die gesunde und kranke Wirbelsäule in Röntgenbild und Klinik" [11].
Auch die Auswahl der hier dargestellten Photographien spiegelt die Vorliebe Schmorls zur Wirbelsäule wieder. So wurden seltene Veränderungen wie beispielsweise die knöchernen Reaktionen auf ein thorakales Aneurysma wie auch klassische Befunde in unterschiedlichen Ausprägungsgraden wie die Bogenschlussstörungen (Spina bifida occulta, ein- und beidseitige Spondylolyse) ausgewählt. Posttraumatische Veränderungen (verheilte Femurfrakturen mit skurrilen Kallusformationen), tumoröse Entitäten (cartilaginäre Exostose, multiples Myelom), Infektionen (tuberkulöse Gonitis) und degenerative Veränderungen zeigen in Ausschnitten das breite Spektrum dieser einmaligen Sammlung.

Auszüge aus der Präsenzbibliothek des Museums

Photoalben

In dem Bestand der Bibliothek finden sich zwei Photoalben, welche die Therapie und Befunddokumentation in eindrücklicher Weise darstellen. Ein Album stammt von dem Münsteraner Arzt Christoph Temmink, der 1888 die Therapieverläufe (vorher/nachher) dokumentierte (siehe hierzu auch Unterkapitel: Geschichte der Patientenphotographie).
Die erste Abbildung im Kapitel 2, Körperstamm, zeigt eine dieser Dokumentationen.
Ein weiteres Album, dessen Herkunft unbekannt ist, dokumentiert gängige Therapien der Jahrhundertwende, sowie der ersten Dekade des 20. Jahrhunderts auf dem orthopädischen Fachgebiet. Es zeigt Momentaufnahmen, welche die Möglichkeiten der Orthopädietechnik, der Osteoklasie, sowie der Redression und geschlossenen Reposition unterschiedlichster Körperregionen bzw. Gelenke und deren Deformitäten aufzeigt. Auszüge aus diesem Photoalbum werden im Kapitel 5 Therapie und Orthetik dargestellt.

Dissertationen

Aus dem Gesamtpool der medizinischen Dissertationen mit orthopädischer Thematik, welche sich im Original im Deutschen Orthopädischen Geschichts- und Forschungsmuseum befinden wurden diejenigen ausgewählt, welche interessante und reproduzierbare Abbildungen enthalten.
Insgesamt ist die Bilddokumentation in früheren Dissertationen eher die Ausnahme. Viel häufiger findet man, wie bereits oben erwähnt, umfangreiche Schilderungen der Befunde in Textform. Somit können die hier dargestellten wenigen, jedoch qualitativ hochwertigen Abbildungen, als eine Besonderheit angesehen werden.

Photographien aus der Kreuznacher Diakonie – Kirchliche Stiftung des öffentlichen Rechts, Bad Kreuznach

Diese Aufnahmen stammen aus dem Archiv der Diakonie Anstalten Bad Kreuznach. Sie wurden von der Photographin Nelli Schmithals angefertigt und stellen Momentaufnahmen aus dem damaligen Klinikalltag eines „Krüppelheimes" dar. Eine Auswahl von photographischen Szenen zur Therapie und Pflege sind im Kapitel 5 Therapie und Orthetik zu finden.

Literatur

Berend HW (1855) Über die Benutzung der Lichtbilder für heilwissenschaftliche Zwecke. Wiener medizinische Wochenschrift 5: 291-293. zitiert nach [3]

Brinkschulte E, Lemke Muniz de Faria Y (2001) Patienten im Atelier. Die fotografische Sammlung des Arztes Heimann Wolff Berend 1858-1865. Fotogeschichte. 21/80: 17-26

Brinkschulte E (2001) Patienten in Pose - Zu den Patientenbildern aus dem gymnastisch-orthopädischen Institut von Heimann Wolff Berend in Berlin 1840-1870. In: Geschichte konservativer Verfahren an den Bewegungsorganen. Jahrbuch Band III Deutsches Orthopädisches Geschichts- und Forschungsmuseum, Hrsg.: Zichner L, Rauschmann MA, Thomann KD. Steinkopff Verlag, Darmstadt

Emmerik P, van der Hijden P, Mulder WJ (1999) Utrecht Goitre. Baslat Publishers. Utrecht, Amsterdam

Eppler M (1992) Heimann Wolff Berend (1809-1873) Wegbereiter einer Wissenschaftlichen Orthopädie im 19. Jahrhundert. Inaugural Dissertation. Heidelberg

Fässler, J (1988) Die medizinische Photographie in der Orthopädie: Ein Beitrag zur Medizingeschichte. Inaugural Dissertation. Heidelberg

Justus J (2003) Christian Georg Schmorl Geh. Med.-Rat. Prof. Dr. med. vet. h.c. Sein Werk für die Wirbelsäulenfoschung. In: Erst- und Frühbeschreibungen orthopädischer Krankheitsbilder. Jahrbuch Band 5. Deutsches Orthopädisches Geschichts- und Forschungsmuseum, Hrsg.: Zichner L, Rauschmann MA, Thomann KD. Steinkopff Verlag, Darmstadt. 129-134

König W (1896) 14 Photographien mit Röntgenstrahlen aufgenommen im Physikalischen Verein zu Frankfurt am Main. Verlag von Johann Ambrosius Barth, Leipzig

Newhall B (1984) Geschichte der Photographie. Schirmer-Mosel, München.

Schmidt M (1994) Fotografien in Museen, Archiven und Sammlungen. Weltkunst Verlag München

Schmorl G, Junghanns H (1932) Die gesunde und die kranke Wirbelsäule in Röntgenbild und Klinik. Georg Thieme Verlag, Stuttgart

Steinlechner G (2001) Leibesvisitationen. Patienten-Fotografien aus den frühen 20er Jahren. Fotogeschichte. 21/80: 59-68

Szagun G (1997) Annastift (1897-1997). 100 Jahre Kompetenz und Nächstenliebe. Schlütersche Druck- und Verlagsgesellschaft GmbH & Co. Hannover

Takai K (1933) Practical experiences using Takagi´s arthroscope. Journal of the Japanes orthopaedic association 8: 132-135

Temmink Chr (1888) Dr. med. Chr. Temminks orthopädische Heilanstalt. Münster i./W. Im Besitz des Deutschen Orthopädischen Geschichts- und Forschungsmuseums

Temmink Ch. (1888) Privates Album. 15 Originalphotographien orthopädischer Patienten. Im Besitz des Deutschen Orthopädischen Geschichts und Forschungsmuseums

Watanabe M, Takeda S, Ikeuchi H (1957) Atlas of arthroscopy. Igaku Shoin Ltd. Tokyo

Tabelle 1

Im Annastift Hannover gestellte Diagnosen und deren Anzahl. Aufgelistet in alphabetischer Reihenfolge.
Erläuterung: a = Diagnosen von 1908 bis 01.10.1934; b = Diagnosen von 02.10.1934 bis 01.09.1942

Diagnose	a	b	Diagnose	a	b
Abschnürungen (amniot.)	10	2	Ankylose	7	3
Achillo-Bursitis	1	0	Arthritis	19	6
Adipositas	3	4	- Polyarthritis	35	11
Amputation	9	12	Atrophie	5	2
Bechterewsche Erkrankung	7	8	Brustdeformität	0	1
Blasenektrophie	6	0	Brustwarze	1	0
Calcinosis	0	1	Coxa valga	0	1
Chondrodystrophie	10	14	Coxa vara	13	25
Clavicula, Fehlbildung	1	0	Coxitis	127	76
Daktylien:			Deviation, (radial)	1	0
- Akrocephalosyndaktylie	8	0	Druckstellen	0	3
- Arachnodaktylie	18	22	Dysostosis cleidocranialis	16	0
- Klinodaktylie	3	1	Dystrophia adiposo genitalis	30	5
- Mikrodaktylie	4	2			
- Polydaktylie	2	13			
- Syndaktylie	50	19			
Elephantiasis	1	0	Epiphysenlösung	5	10
Encephalitis	3	1	Epispadie	6	1
Enchondrom	2	0	Erfrierungen	1	1
Epidermolysis bullosa multilans	0	2	Exostosen	22	7
Fisteln	0	1	- Klumpfuß	482	470
Frakturen und Frankturfolgen	45	24	- Knickfuß	34	32
Fußdeformitäten:			- Knickplattfuß	6	26
Fußdeformität	5	1	- Pes adductus	28	32
- Digitus quintus superductus pedis	5	4	- Plattfuß	22	26
- Hallux rigidus	0	2	- Spitzfuß	60	66
- Hallux valgus	50	52	- Spreizhohlfuß	3	2
- Hammerzehen	6	9			
- Krallenzehbildung	0	1			
- Hackenfuß	18	5			
- Hohlfuß	38	29			

Diagnose	a	b	Diagnose	a	b
Genu valgum	93	44	Gaumenspalte	6	46
Genu varum	102	79	Gonitis	24	19
Hämangiom	4	1	Hüftverrenkung	6	2
Hände:			Hautgeschwür	1	0
- Klumphand	1	2	Hydrocephalus	11	3
- Spalthand	1	5	Hypergenitalismus	1	0
Hals:			Hyperkeratose	1	0
- Halsdrüse	1	0	Hypogenitalismus	2	0
- Kurzhals	13	0	Hypospadie	0	5
- Pterygium colli	4	0			
- Schiefhals	273	172			
Ichthyosis	1	0	Ischias	0	1
Idiotie	1	0			
Keratom	4	0			
Klippel-Feil'sche Krankheit	16	2	- Narbenkontraktur	6	5
Kontrakturen:	43	33	- nach Verbrennung	34	12
- Ellenbogenkontraktur	6	8	- Nicht näher bezeichnete Kontrakturen	43	33
- Fingerkontraktur	21	10	- Schulterkontrakturen	1	0
- Handgelenkkontraktur	5	4	- Zehenkontrakturen	1	0
- Hüftekontraktur	8	6	Kryptorchismus	1	0
- Ischämische Muskelkontraktur	8	6	Kümmel'sche Krankheit	1	0
- Kniekontraktur	31	26	Kurzwuchs	1	0
Lähmungen:			Lipom	1	0
- Diplegie (spastisch)	1	0	Little'sche Krankheit	25	32
- Facialisparese	1	0	Lues, congenita	1	0
- Friedreich'sche Ataxie	4	8	Lupus	1	0
- Hemiplegie	102	72	**Luxationen:**		
- Kinderlähmung	274	108	- Ellenbogenluxation	1	3
- Querschnittslähmung	1	0	- Halswirbelsäulenluxation	1	0
- Radialislähmung	2	0	- Hüftgelenkluxation	48	23
- Serratuslähmung	2	1	- Knieluxation	4	0
- Tabes dorsalis	4	0	- Patellaluxation	3	3
Laurence-Biedl'sches Syndrom	0	2	- Radiusköpfchenluxation	1	0
Lipodystrophie	2	0	- Humeroulnarluxation	0	1
Madelung'sche Deformität	4	0	**Missbildungen:**		
Melorheostose	1	1	- Ohrmissbildung	4	2
Meningocele	3	3	- Pektoralisdefekt	3	0
Missbildungen:			- Peromelie	0	1
- Amputation (kong.)	23	14	- Phokomelie	0	1

Diagnose	a	b	Diagnose	a	b
Missbildungen:			- Radiusmissbildungen	1	1
- Armmissbildungen	6	4	- Rippendefekt	2	0
- Augenmissbildungen	3	1	- Strahldefekt	1	0
- Femurdefekt	9	8	- Wirbelsäulenmissbildungen	2	2
- Fibuladefekt	6	9	- Zehenmissbildungen	2	1
- Fußmissbildungen	14	8	Mongoloide Idiotie	1	3
- Handmissbildungen	10	2	Muskeldystrophie	13	0
- Hautdefekt	1	0	Muskelphänomen	1	0
- Nicht näher bezeichnete Missbildungen	21	8	Myxoedem	9	4
Naevus	2	0	Neurofibromatose	60	7
Ödem	0	1	Osteotomie	3	0
Osteomyelitis	78	33	Ostitis deformans	1	0
Osteopsathyrosis	16	9	Ostitis fibrosa	4	4
Paget'sche Knochenerkrankung	3	0	Pseudarthrose	19	7
Periostitis	3	1	Pseudohermaphroidismus	3	1
Perthes'sche Erkrankung	0	3	Ptosis	1	0
Phlegmone	0	2			
Rachitis/Osteomalazie	81	71	Riesenwuchs	7	3
Rheumatismus	1	1	Rundrücken	22	215
Schulterblatthochstand	31	13	Spondylarthritis	1	0
Schwellung	0	2	Spondylitis	55	17
Sehnenverkürzung	1	0	Spondylolisthesis	13	9
Sepsisfolgen	0	5	Sprue	0	1
Skoliose	111	439	Steißbeinteratom	1	0
Spina bifida	43	12	Syringomyelie	9	0
Tuberkulose	43	10	Trommelschlegelfinger	1	0
- Spina ventosa	2	1	Turmschädel	2	4
Trauma	7	0	Typhus	1	3
Trichterbrust	3	6			
Ulcus	1	0	Unfallfolgen	4	4
Varizen	2	0	Versteifung	4	4
Verbrennung	2	4	Vitium cordis	1	0
Wachstumsstörung	1	0	Wirbelsäulenverletzung	0	1
Zwergwuchs	2	1	Zwillinge	7	2
nicht entzifferbar/ohne Diagnose	384	88	**Teil-∑**	**3263**	**2742**
			Gesamt-∑	**3647**	**2835**

2 Patientenbilder
Körperstamm

M. Konrad, U. Nothwang, M.A. Rauschmann

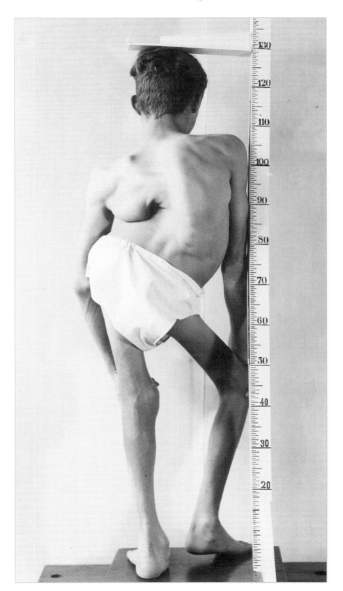

12-jähriges Mädchen mit rechtskonvexer rachitischer Skoliose
vor und nach der Therapie
(Therapie unbekannt)

Körperstamm

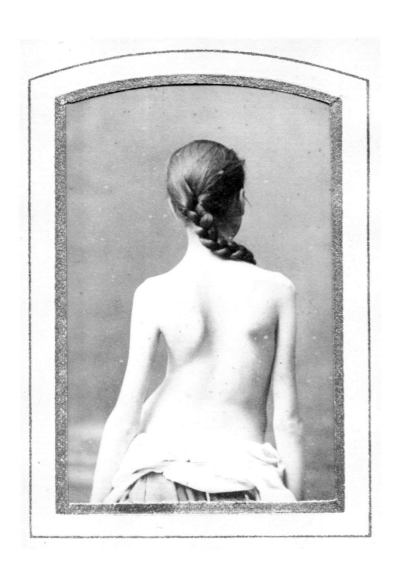
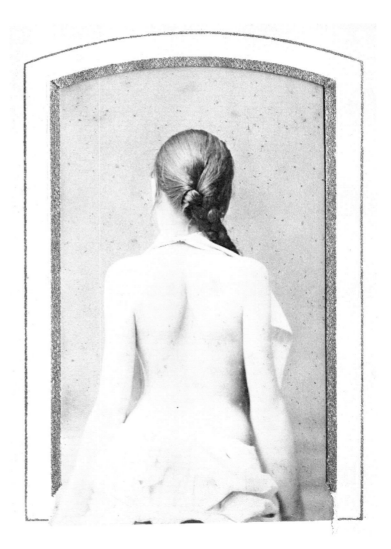

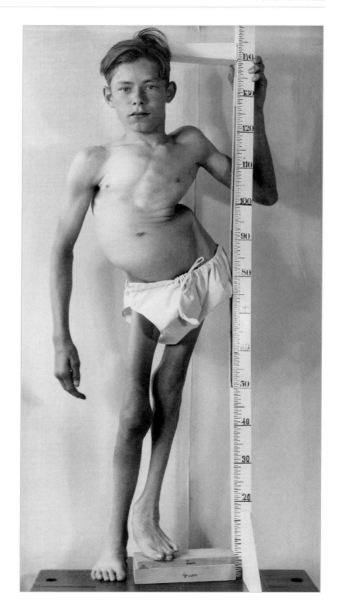

Folgen einer schweren Poliomyelitis acuta anterior mit Kyphoskoliose und Hypotrophie des linken Beines bei einem 16-jährigen Jungen.

Körperstamm

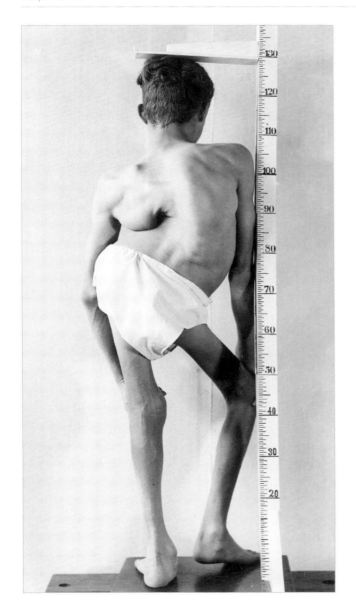
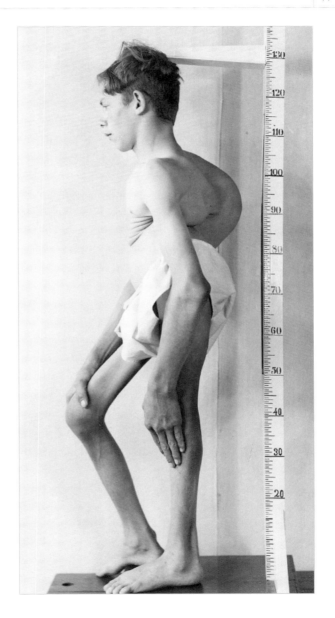

Spondylitis mit Gibbusbildung im Bereich der BWS
bei einem 2½-jährigen Jungen

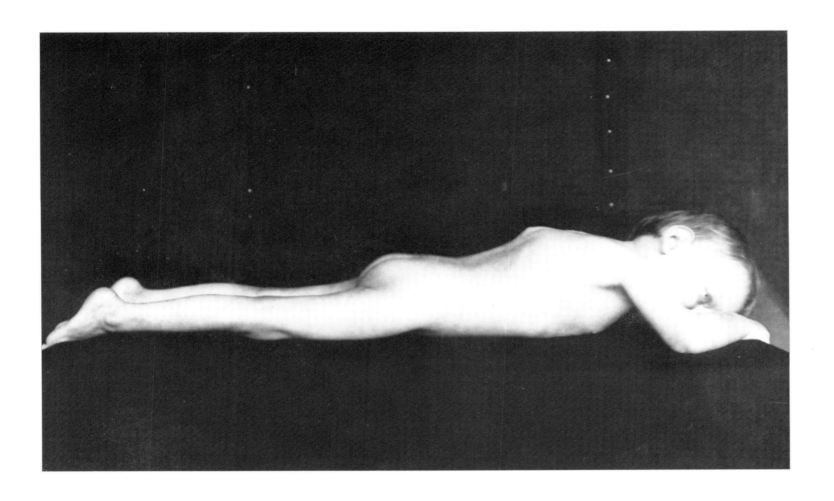

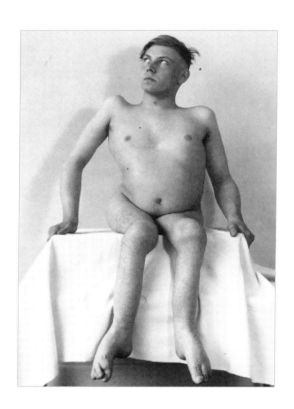

Folgen einer schweren Poliomyelitis acuta anterior mit
Skoliose und Paraplegie bei einem 17-jährigen Jungen

Körperstamm

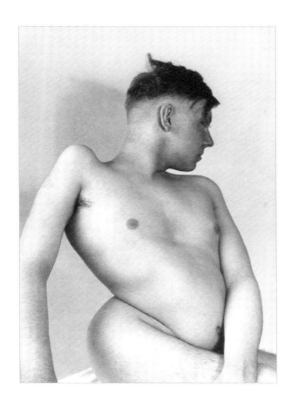 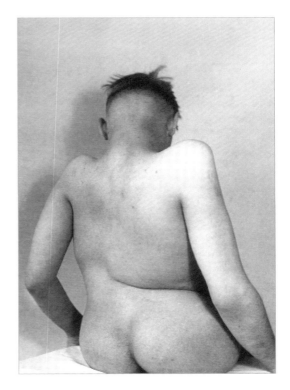

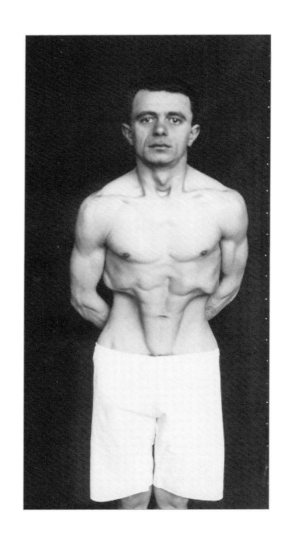

Muskelphänomen mit Hypermobilität und der Möglichkeit selektiver Muskelkontraktion bei einem 26-jährigen Mann

Körperstamm

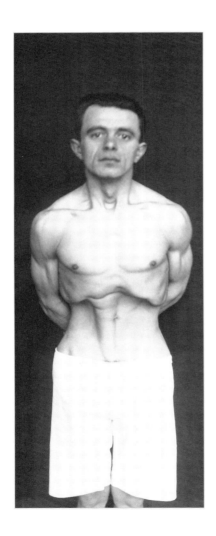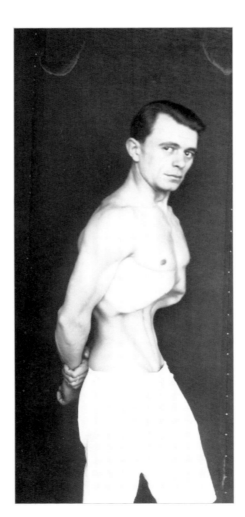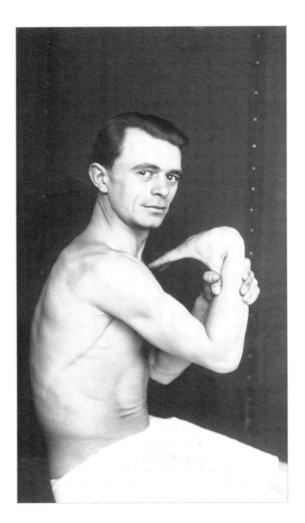

**Torticollis spasmoidicus
bei einem 15-jährigen Jungen**

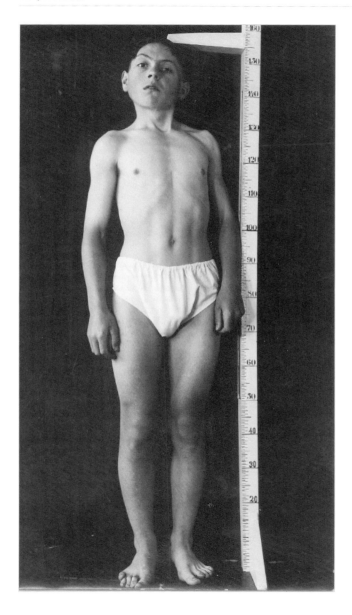
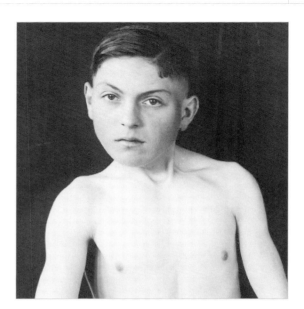
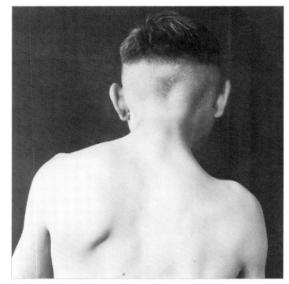

Spina bifida (Meningomyelozele) mit Paraplegie

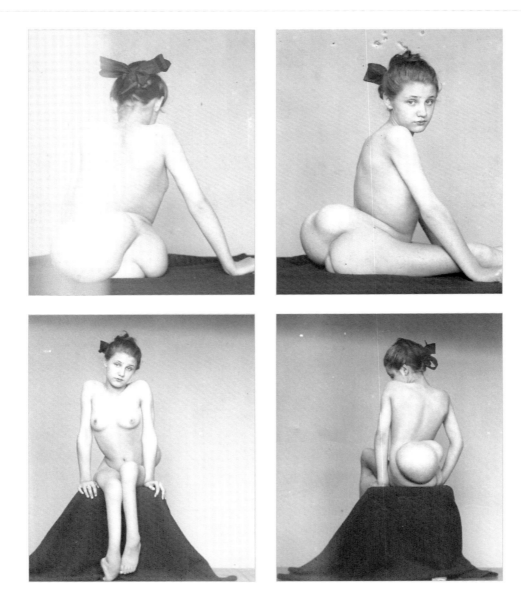

Spina bifida occulta im lumbalen Bereich mit Hypertrichosis, Hyperpigmentierung und rechtskonvexer Skoliose bei einem Mädchen im Alter von 6 und 7 Jahren

Körperstamm

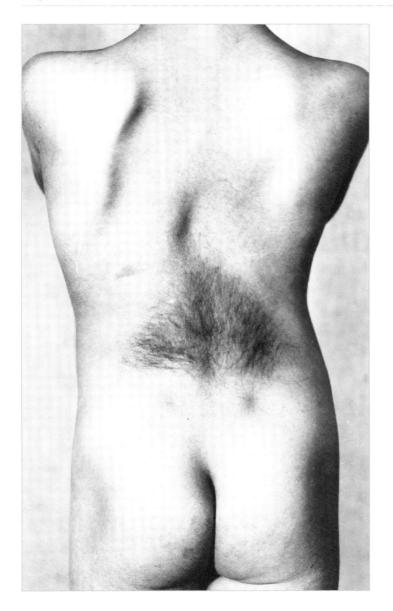 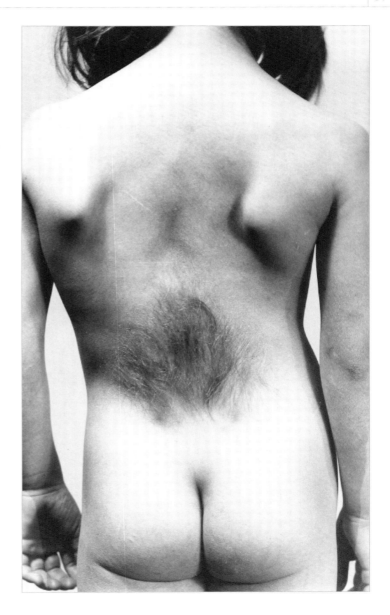

Patientenbilder
Systemerkrankungen

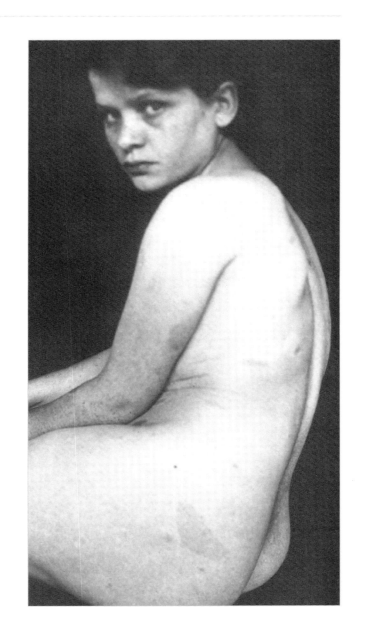

THANATOPHORER ZWERGWUCHS

Systemerkrankungen

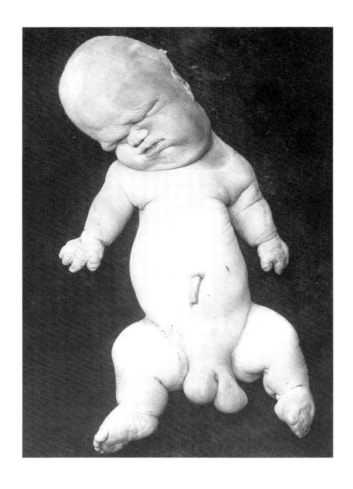
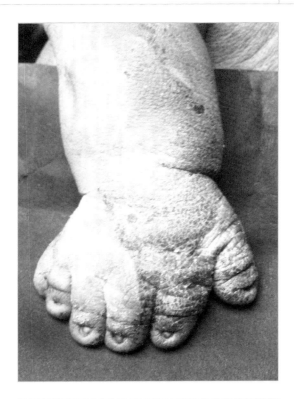
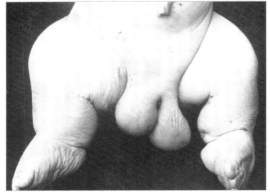

Achondroplasie (Chondrodystrophie)
bei einem 12-jährigen Jungen

Systemerkrankungen

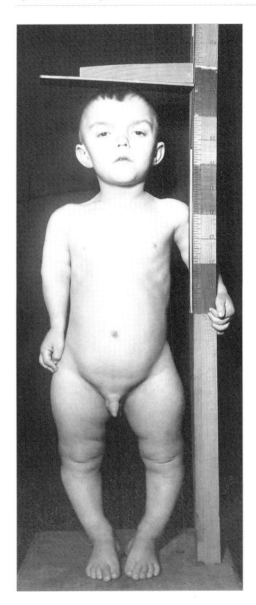
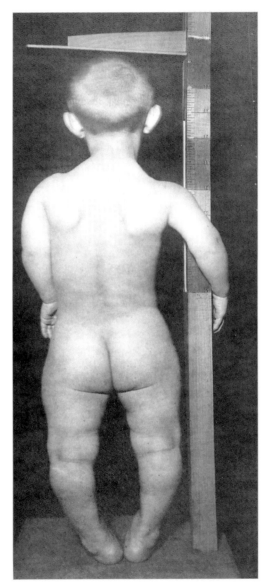
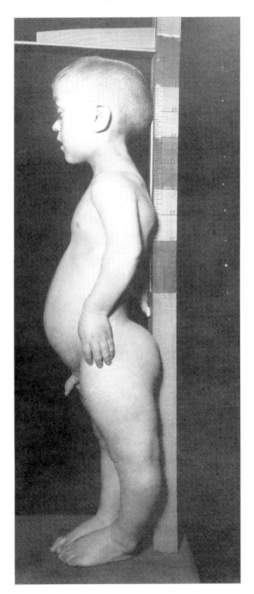

OSTEOPSATHYROSIS (OSTEOGENESIS IMPERFEKTA TARDA)

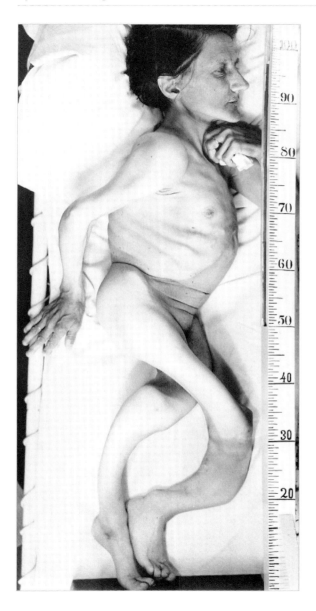
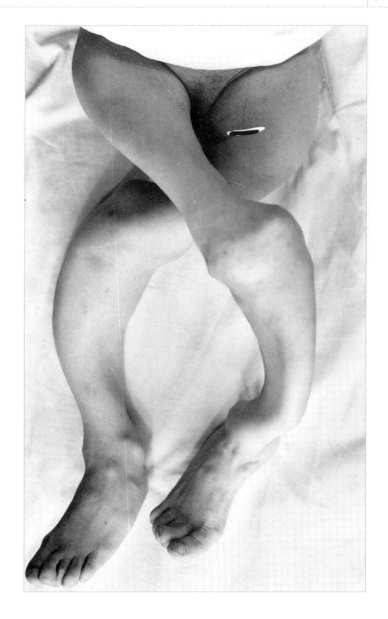

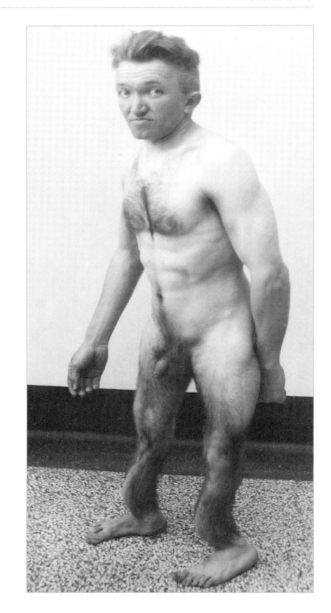

Osteopsathyrosis (Osteogenesis imperfecta tarda)
Röntgenaufnahme des rechten Unterschenkels im
Alter von 9 Jahren

Systemerkrankungen

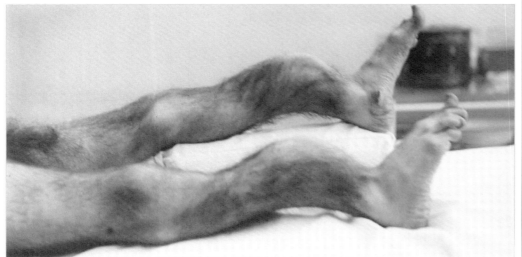
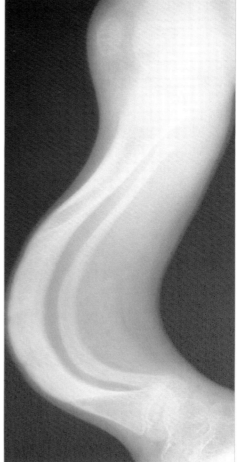

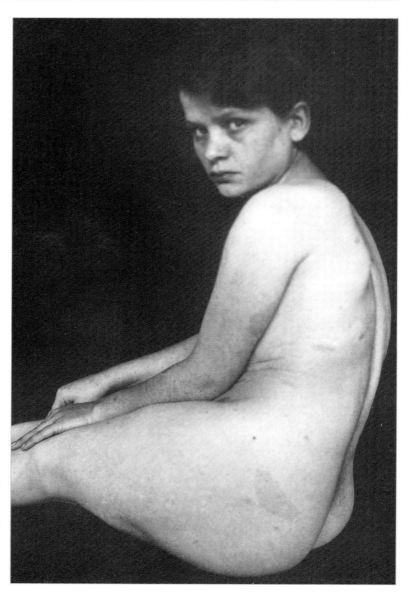

Neurofibromatose bei einer 18-jährigen Frau z.n. operativer Korrektur einer angeborenen Unterschenkelpseudarthrose links im Alter von 14 bzw. 15 Jahren, Skoliose, Gigantismus rechte untere Extremität, Cafè-au-lait Flecken

Systemerkrankungen

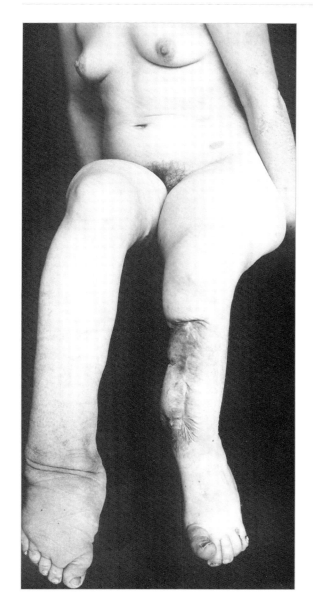
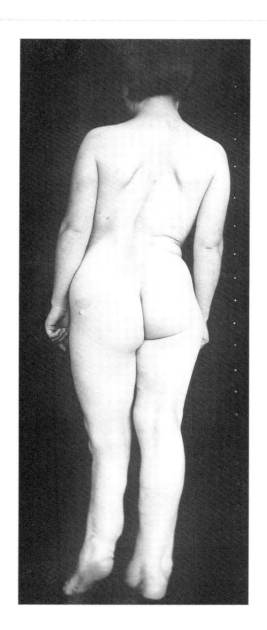
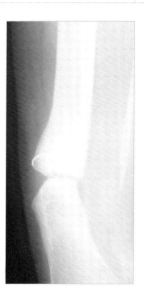
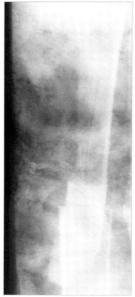

V.a. Arthrogryposis multiplex congenita oder Polyarthritis
bei einem 18-jährigen Mann

Systemerkrankungen

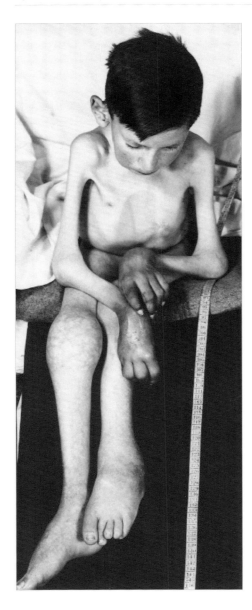
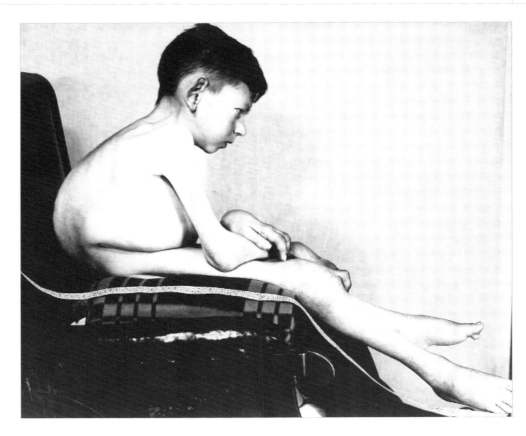

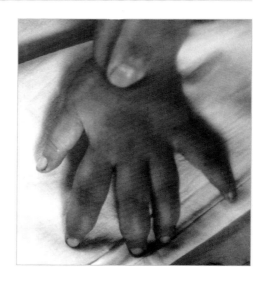

V.a. Osteogenesis imperfecta,
differenzialdiagnostisch Arthrogryposis multiplex congenita oder Rachitis
bei einem Mädchen im Alter von 1 Jahr, 3 Jahren und 6 Jahren

Systemerkrankungen

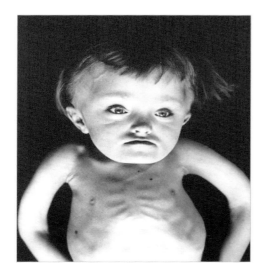
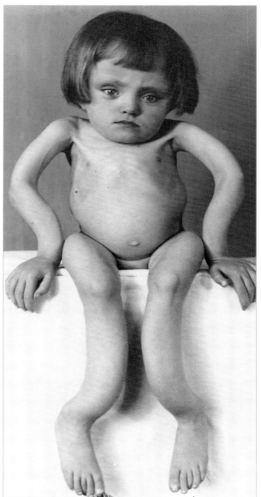
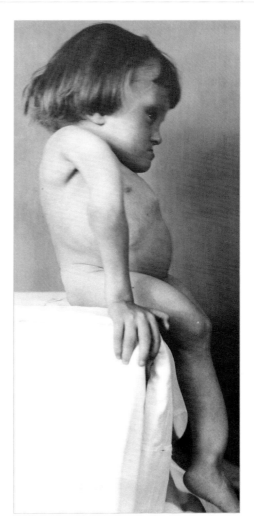

Patientenbilder
Obere Extremität

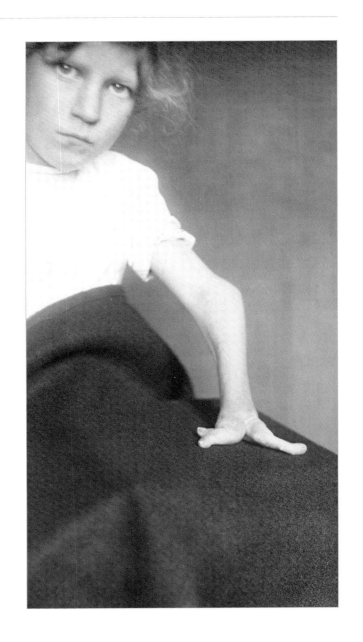

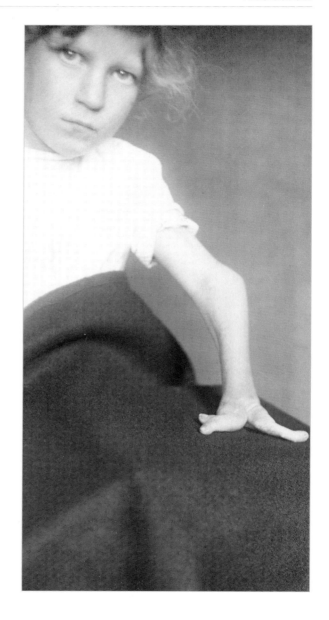

Spalthand (Ektrodaktylie/Oligodaktylie) bei einem
Mädchen im Alter von 5 und 16 Jahren
Röntgenaufnahme der linken Hand im Alter von
10 Jahren

Obere Extremität

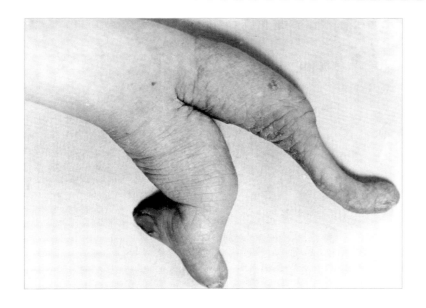

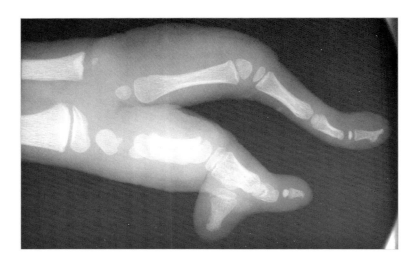

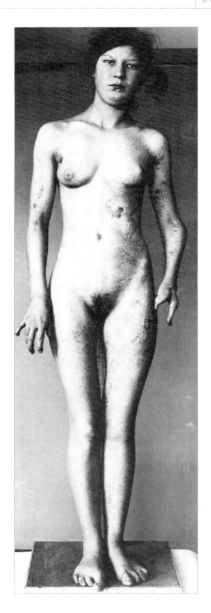

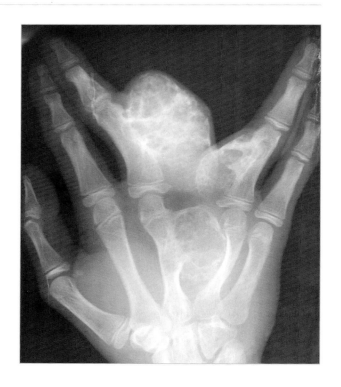

Unilaterales Enchondrom D III der linken Hand, prä- und postoperativ nach Resektion bei einem 15-jährigen Jungen

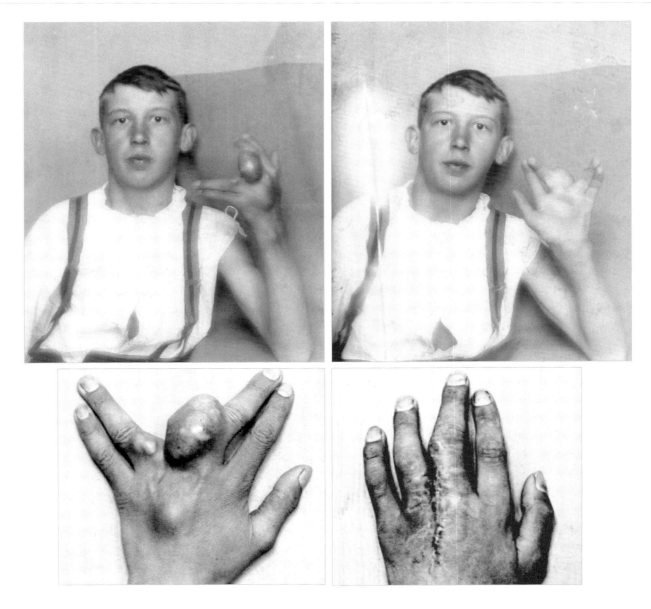

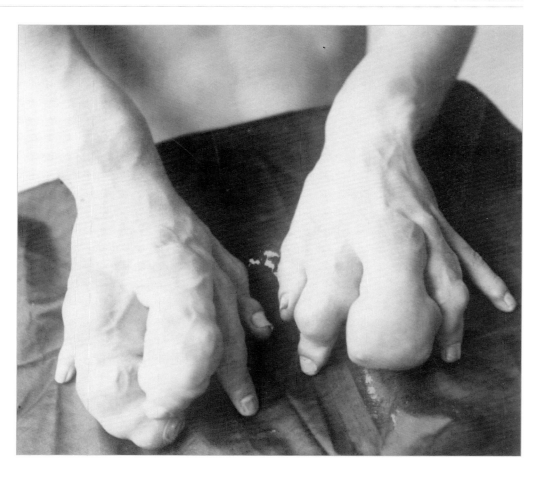

MULTIPLE ENCHONDROME DER HÄNDE MIT HÄMANGIOMEN (MAFFUCCI-SYNDROM)
BEI EINEM 22-JÄHRIGEN MANN

Obere Extremität

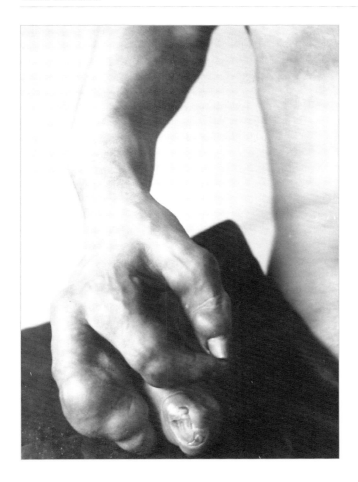
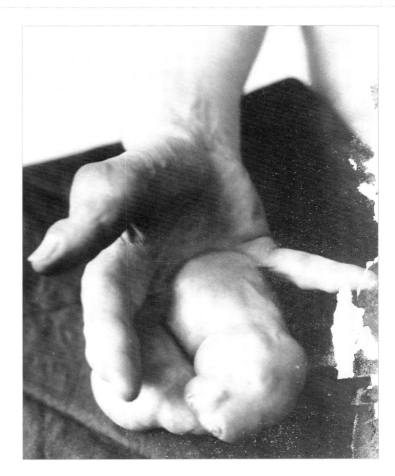

MULTIPLE FEHLBILDUNG MIT EKTRODAKTYLIE DII BIS DIV DER LINKEN HAND
GUTE GREIFFUNKTION

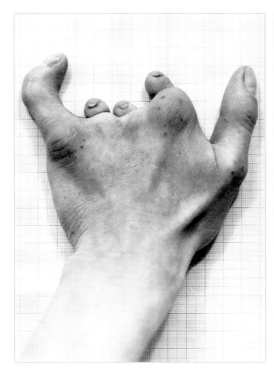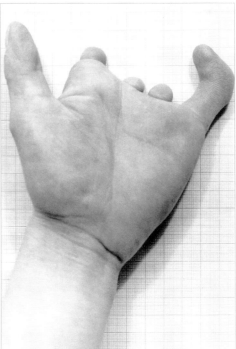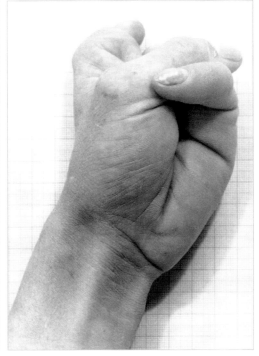

Chondrofibrom des rechten Oberarmes

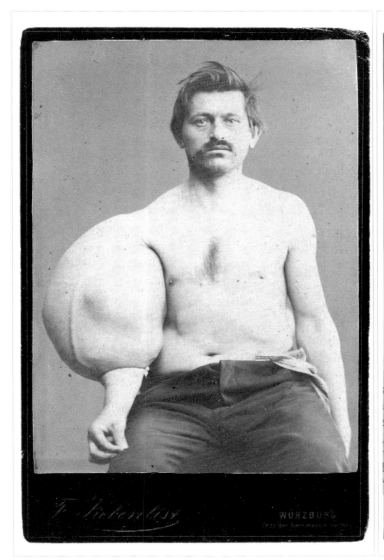

ÜBER EIN
CHONDRO-FIBROMA-CYSTICUM
DES
RECHTEN OBERARMES.

INAUGURAL-DISSERTATION
VERFASST UND DER
HOHEN MEDICINISCHEN FACULTÄT
DER
KGL. JULIUS-MAXIMILIANS-UNIVERSITÄT WÜRZBURG
ZUR
ERLANGUNG DER DOCTORWÜRDE
IN DER
MEDICIN, CHIRURGIE UND GEBURTSHILFE
VORGELEGT VON
JOHANNES WIEDERHOLT
AUS
NÖRTEN (HANNOVER).

WÜRZBURG IM JANUAR 1886.

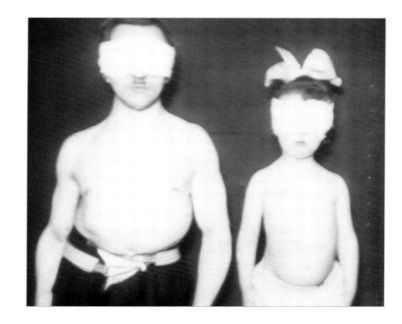

Dysostosis cleidocranialis bei einem Mädchen

Obere Extremität

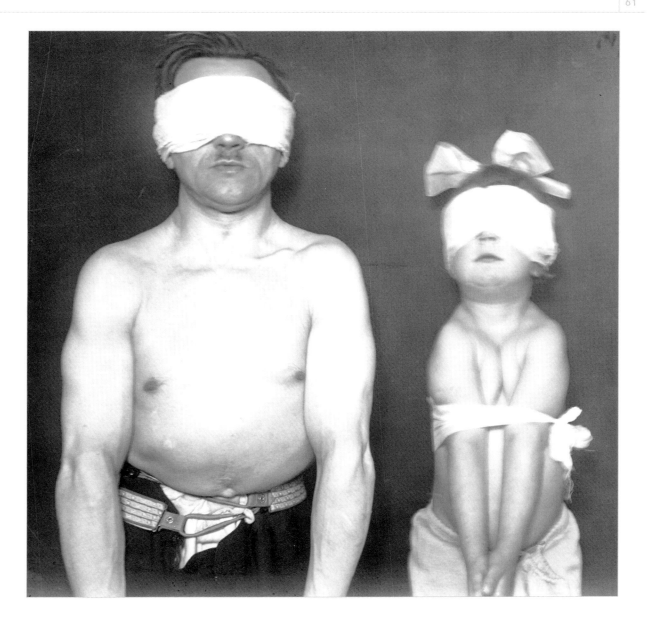

Beidseitige Ektromelie der Arme bei einem 12-jährigen Jungen

Obere Extremität

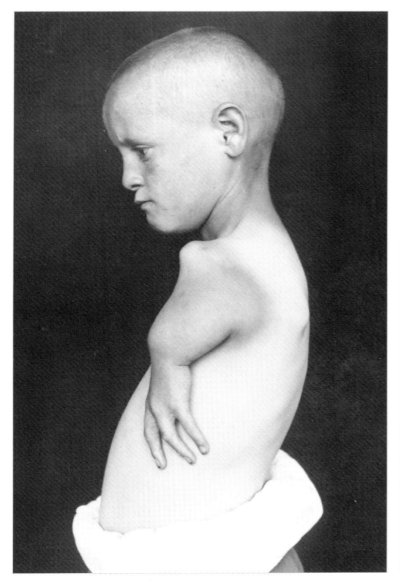 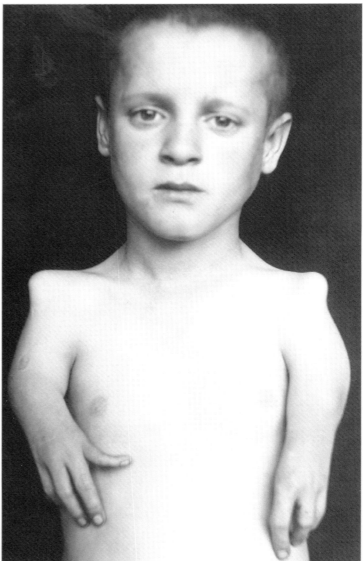

Patientenbilder
Untere Extremität

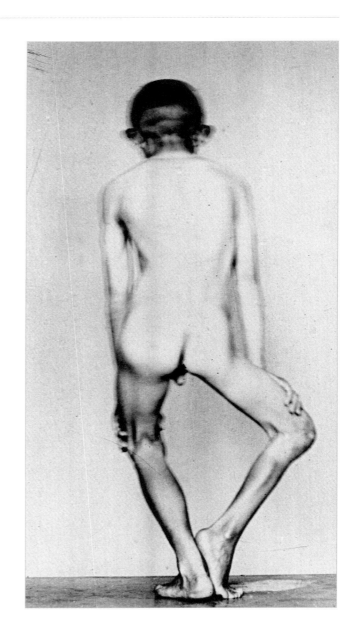

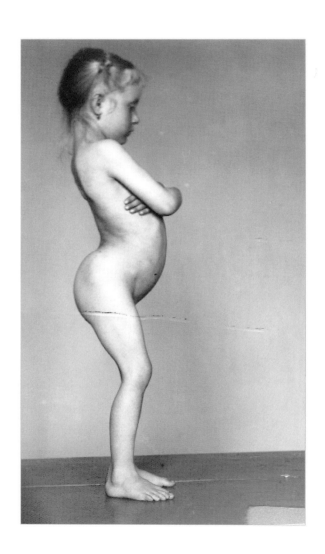

Hüftdysplasie beidseits, Hüftluxation IV. Grades

Untere Extremität

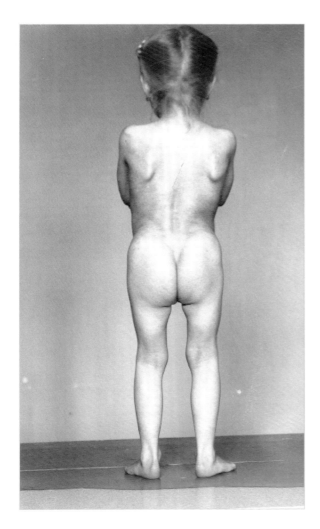
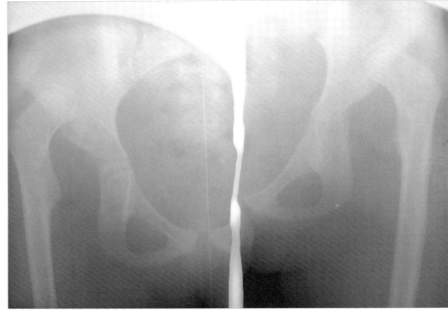

EKTROMELIE, FEMURDEFEKT LINKS

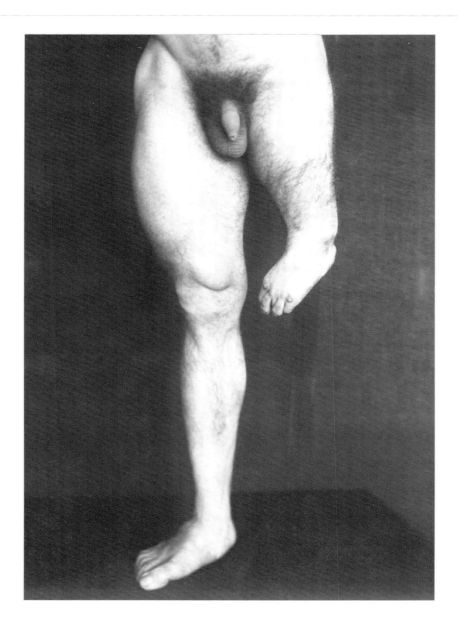

Verdacht auf ein Sarkom des rechten Oberschenkels auf dem Boden einer Exostose

Untere Extremität

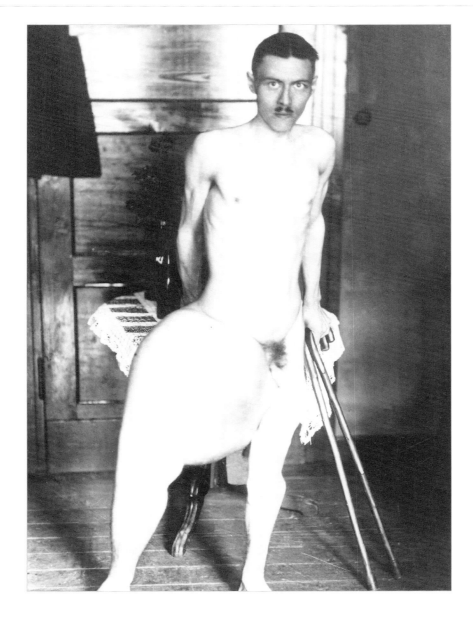

Vollbild einer Rachitis mit Säbelscheidentibia und Coxa vara bei einem 3-jährigen Mädchen

Untere Extremität

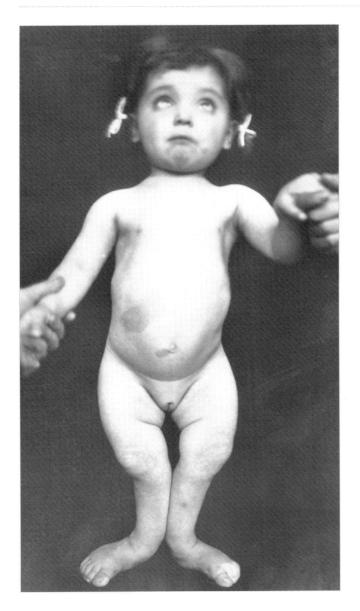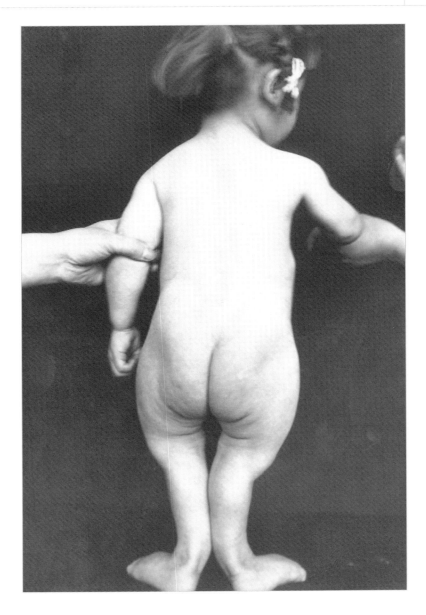

Ektromelie des rechten Beines mit Aplasie des Os metatarsale IV und V
bei einem 14-jährigen Jungen
Röntgenaufnahme des rechten Unterschenkels im Alter von 3 Jahren

Untere Extremität

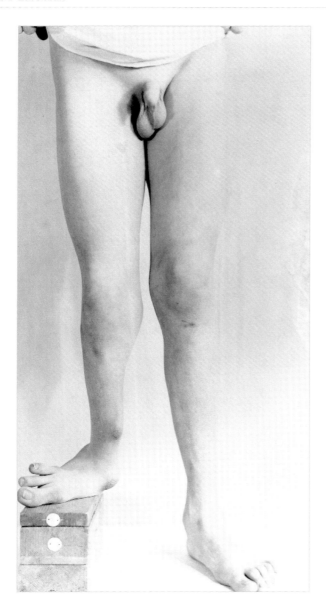
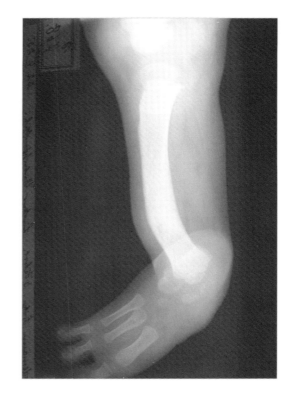

Genum valgum infolge Rachitis vor und nach der Therapie (Therapie unbekannt) bei Geschwisterkindern

Untere Extremität

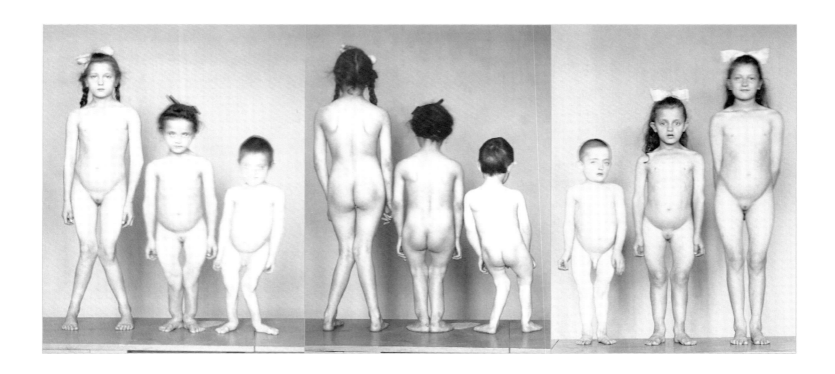

Ausgeprägtes Genu valgum und unterentwickelter Habitus bei Malabsorbtionssyndrom (Einheimische Sprue) bei einem 15-jährigen Jungen

Untere Extremität

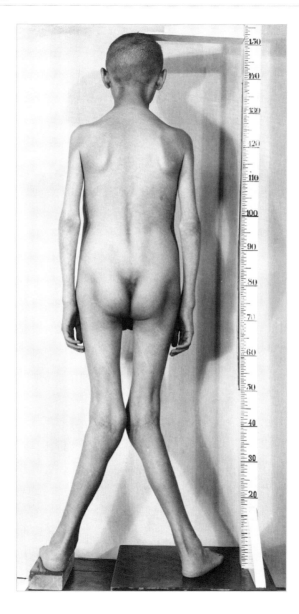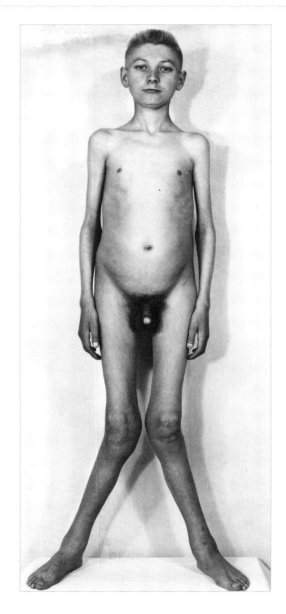

Neurofibromatose mit grossen Cafè-au-lait Flecken am linken Oberschenkel

Untere Extremität

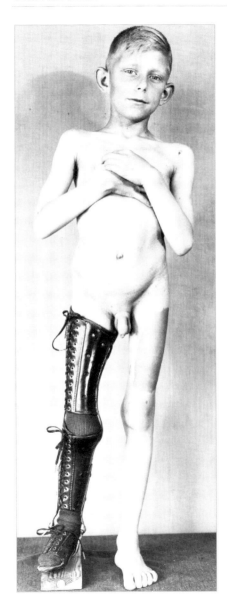
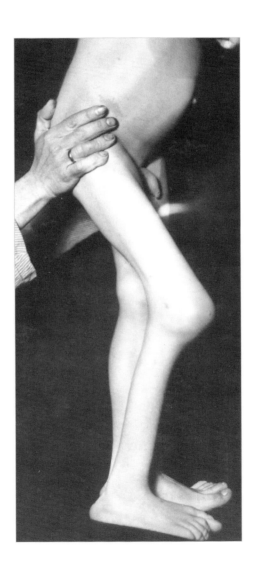
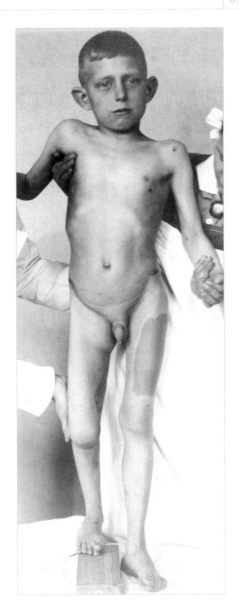

Kniegelenkskontraktur infolge Tbc-Gonitis rechts
bei einem 14-jährigen Jungen

Untere Extremität

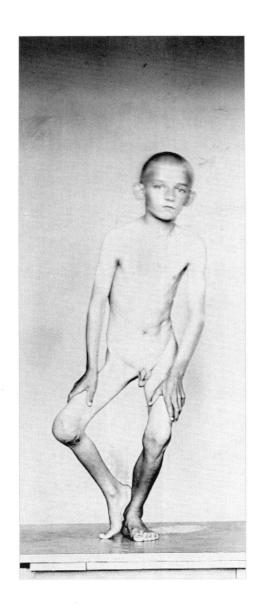
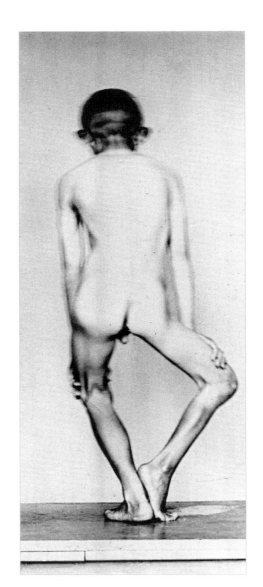
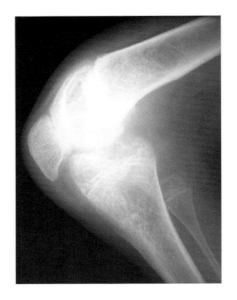

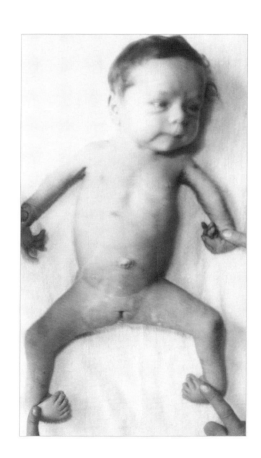

Klumphände und Klumpfüsse vor und nach der Therapie bei einem Mädchen im Alter von 2 Monaten, 2½ Jahren und 6 Jahren

Untere Extremität

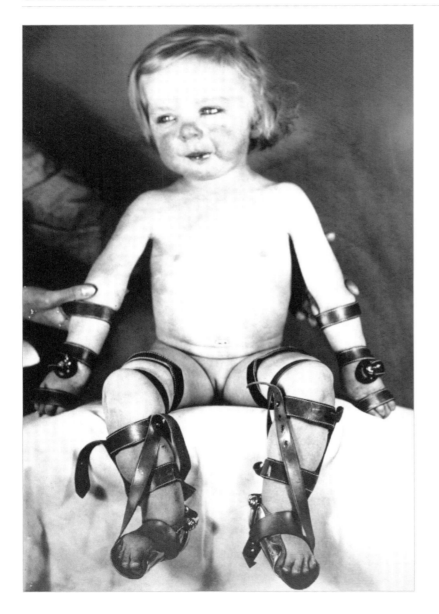
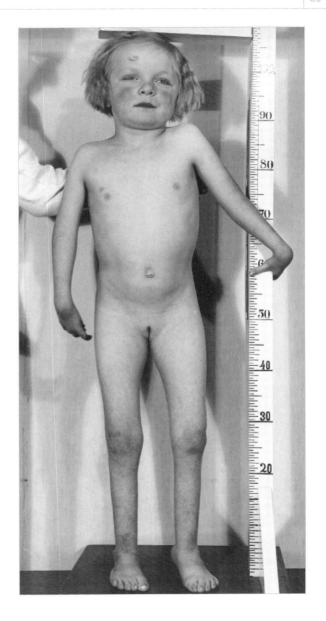

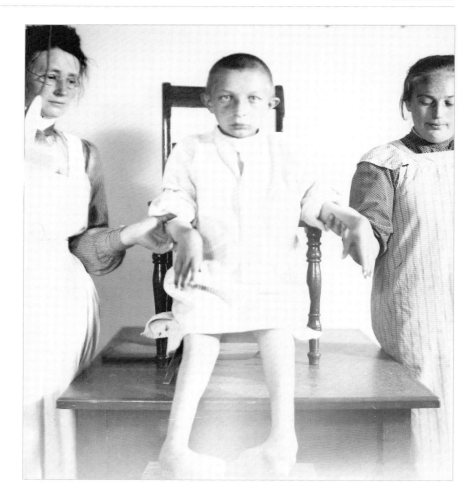

Pes equinovarus beidseits

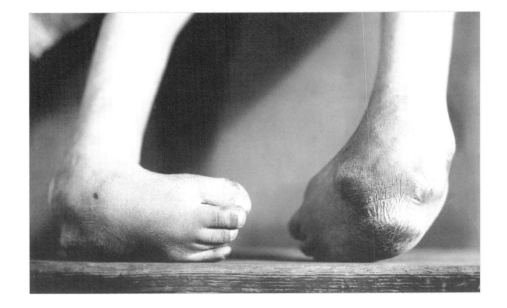

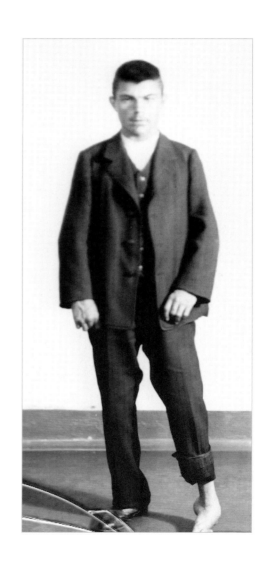

PES EQUINOVARUS LINKS

Untere Extremität

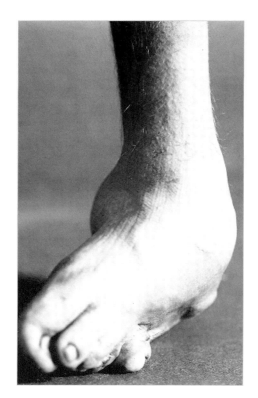
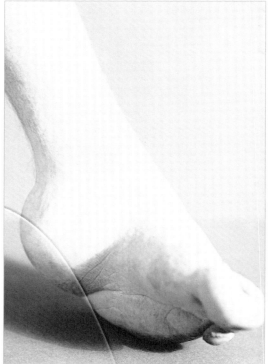
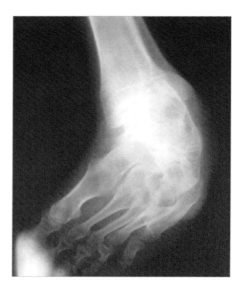

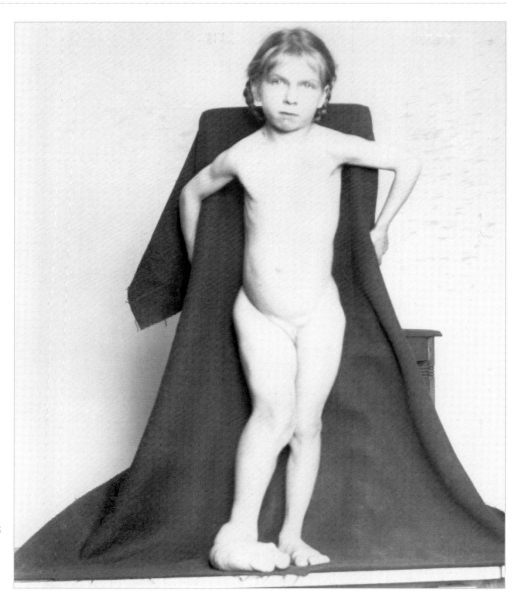

GIGANTISMUS DES LINKEN BEINES UND Z.N. VORFUSSAMPUTATION LINKS BEI EINEM 6-JÄHRIGEN MÄDCHEN

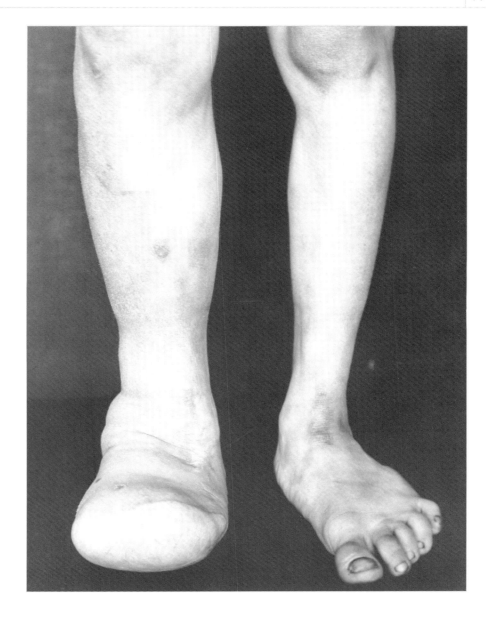

Osteomyelitis der linken Tibia mit subperiostaler Abszessbildung
und anschliessender Orthesenversorgung
bei einem 14-jährigen Jungen

Untere Extremität

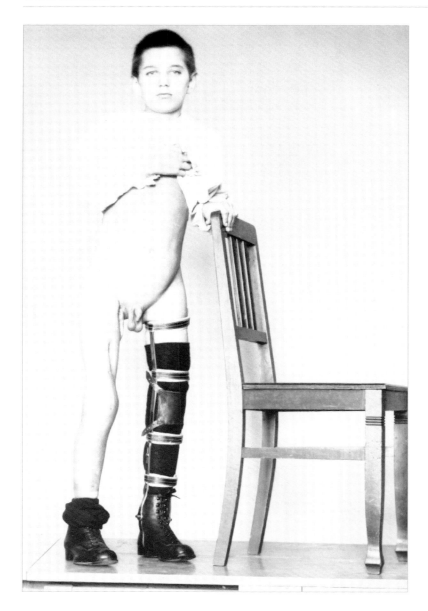
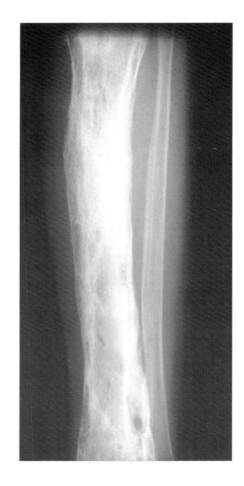

Plattfuss beidseits

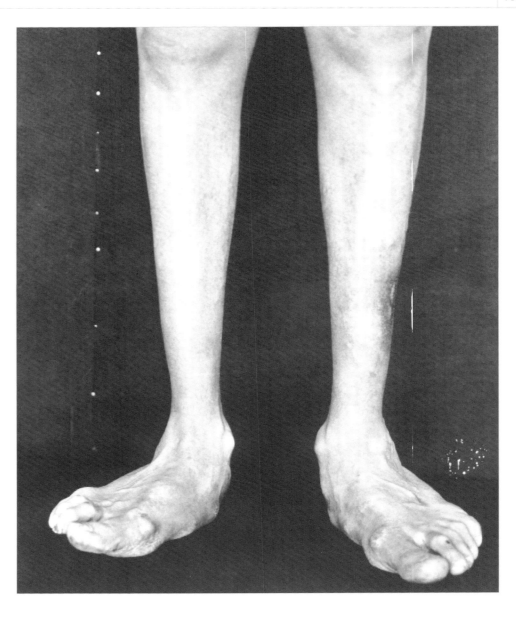

3 Präparate

M.A. Rauschmann

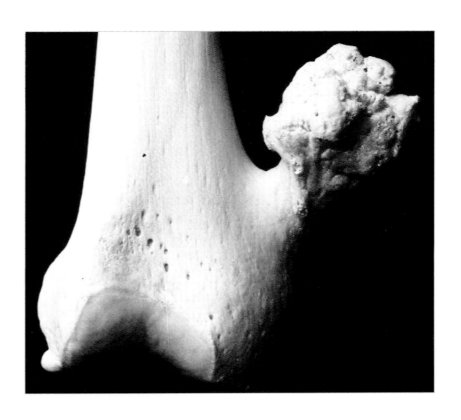

Multiples Myelom des Beckens

„Schrotschussschädel" bei multiplem Myelom

Multiples Myelom der Wirbelsäule

Z.n. pathologischer Humerusschaftfraktur (Kallusbildung) bei multiplem Myelom

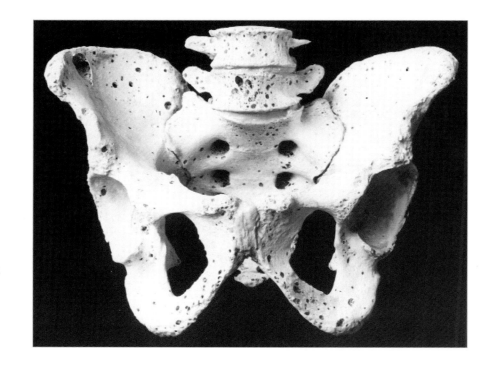

Präparate

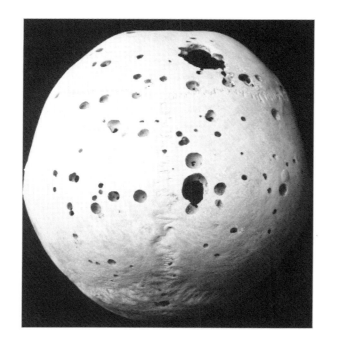
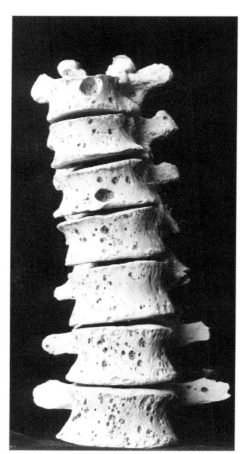
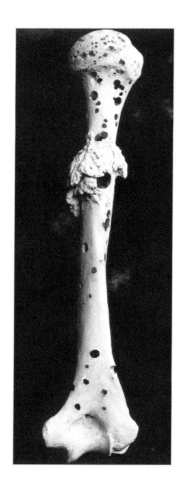

Wirbelsäule eines 4-jährigen Jungen mit teilweise verschlossenen Wachstumsfugen:
Obere Reihe: Halswirbelsäule
Mittlere Reihen: Brustwirbelsäule
Untere Reihe: Lendenwirbelsäule

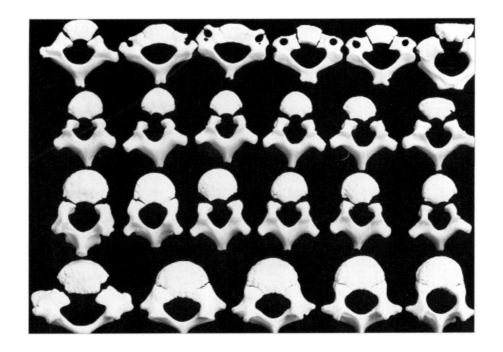

Einseitige Spondylolyse mit
Spina bifida occulta des
5. Lendenwirbelkörpers
(Bild links)

Einseitige Spondylolyse
eines Lendenwirbelkörpers
(Bild Mitte)

Doppelseitige Spondylolyse mit hypertropher
Pseudarthrose des 5. Lendenwirbelkörpers
(Bild rechts)

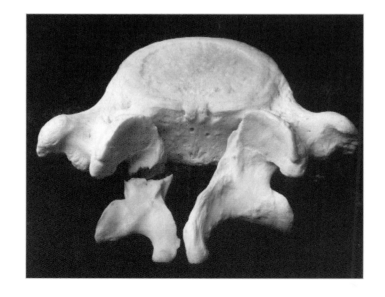

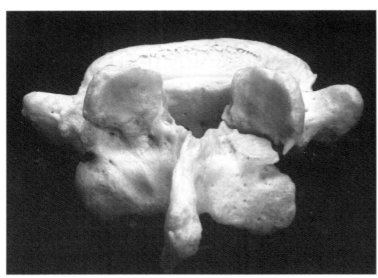
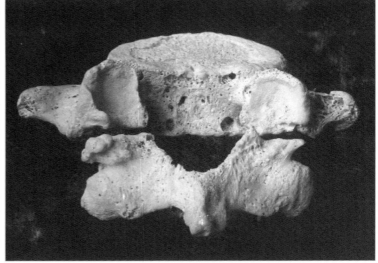

Kompressionsfraktur des 4. Lendenwirbelkörpers.
Implosion von Bandscheibengewebe in den frakturierten Wirbelkörper
(Bild links)

Spitzwinkelige Kyphose der Brustwirbelsäule unbekannter Ätiologie
(Bild Mitte)

Morbus Forrestier der Brustwirbelsäule, mit zuckergussartigen
spondylophytären Anbaureaktionen
(Bild rechts)

Präparate

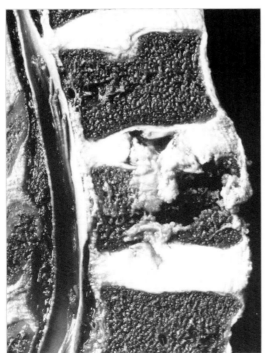 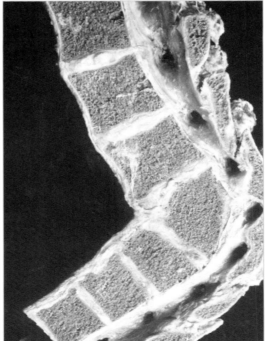 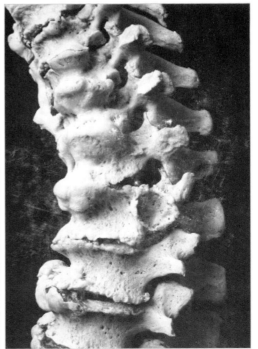

Usur von 2 Brustwirbelkörpern, wahrscheinlich bedingt durch ein Aortenaneurysma (Bild links)

Usur des 4.-6. Brustwirbelkörpers links mit Eröffnung des Wirbelkanales und Usur der 4. und 5. Rippe aufgrund eines Aortenaneurysmas (Bild rechts)

Präparate

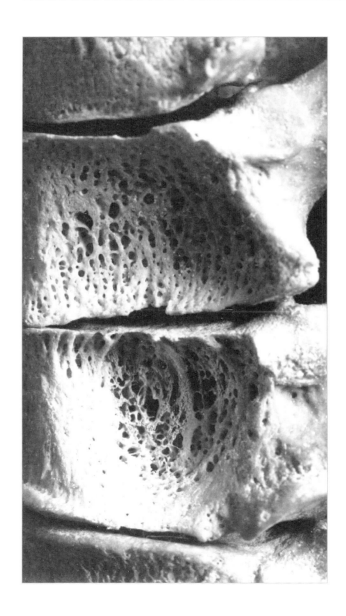

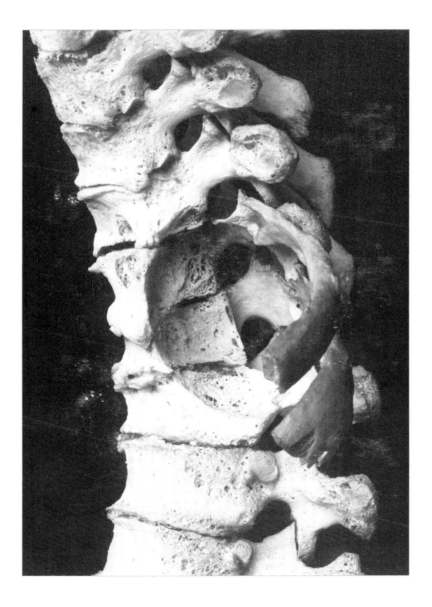

Zustand nach verheilter Oberschenkelschaftfraktur rechts mit ausgeprägter Kallusbildung (Bild links)

Oberschenkelschaftfraktur rechts in Varusfehlstellung und Verkürzung verheilt, mit hyperostotischem Kallus.
Nebenbefundlich Arthrosis deformans des rechten Kniegelenkes.
Masse: Länge: rechts/links: 39,5/45,7 cm
Umfang: rechts/links 25,5/10 cm (Bild rechts)

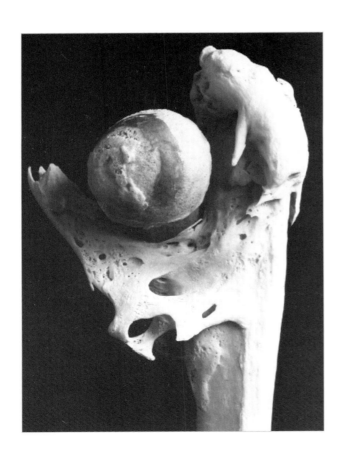
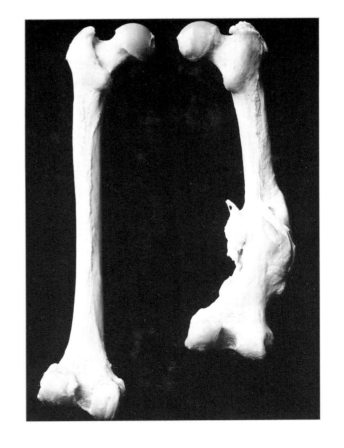

KARTILAGINÄRE EXOSTOSE RECHTES DISTALES FEMUR

DETAILANSICHT

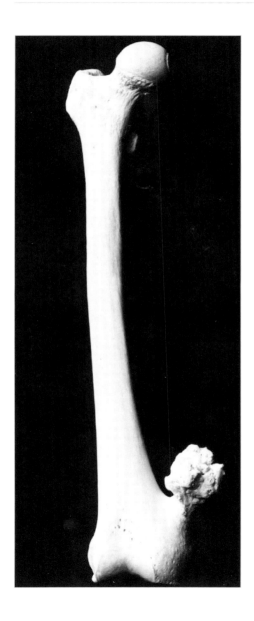
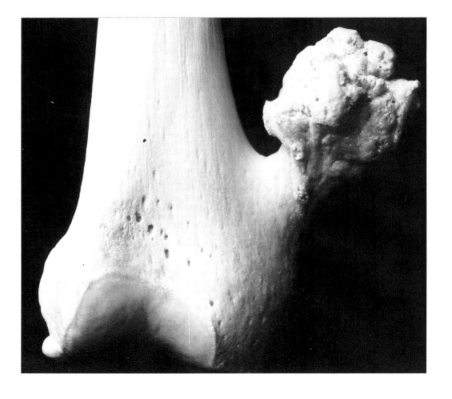

KNIEGELENKTUBERKULOSE LINKS MIT KAPSELDISTENSION IN DER FOSSA POPLITEA (BAKER-ZYSTE)

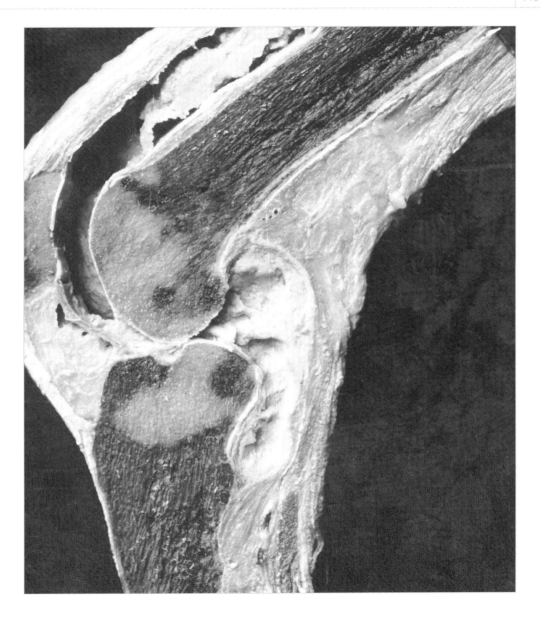

4 Röntgenbilder

U. Nothwang, M. Konrad, M.A. Rauschmann

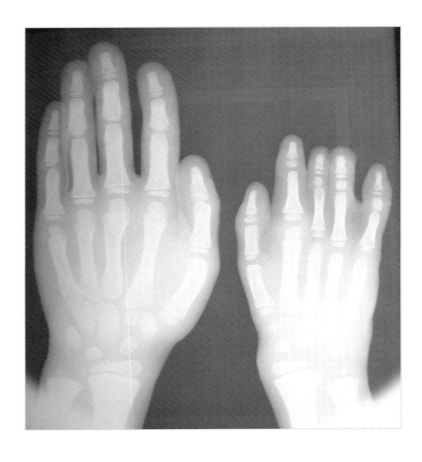

HOCHGRADIGE RECHTSKONVEXE THORAKOLUMBALE SKOLIOSE
BEI EINEM 12-JÄHRIGEN MÄDCHEN

Röntgenbilder

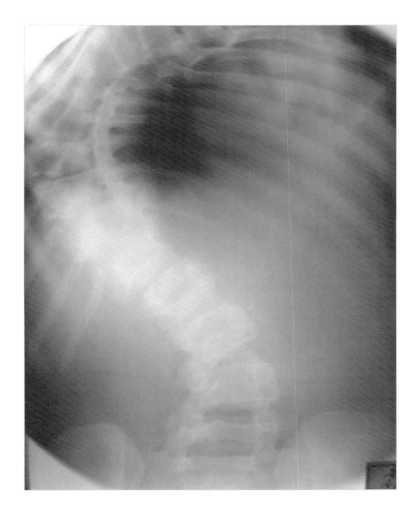

Osteomyelitis am rechten Humerus mit Ankylose des Ellenbogens bei einem 12-jährigen Mädchen

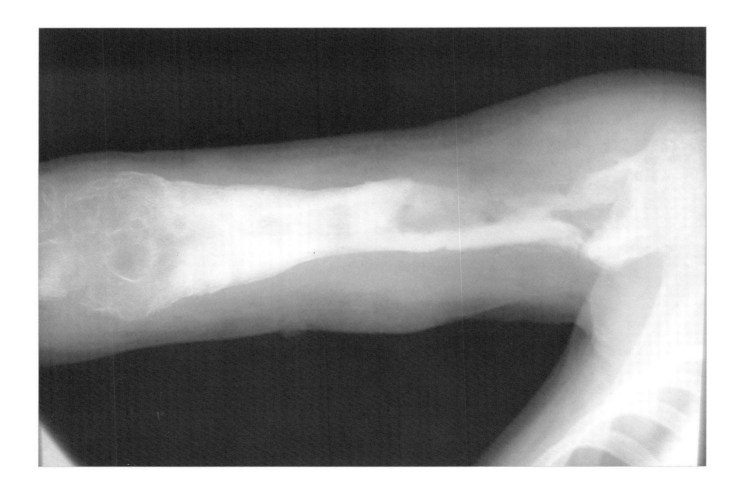

KLUMPHAND RECHTS BEI EKTROMELIE (APLASIE DES RADIUS UND DES I. STRAHLES)
BEI EINEM 13-JÄHRIGEN JUNGEN (LINKES BILD)

ZWERGWUCHS DER RECHTEN HAND
BEI EINEM 9-JÄHRIGEN JUNGEN (RECHTES BILD)

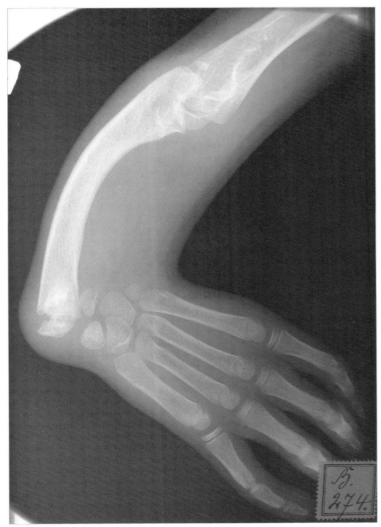
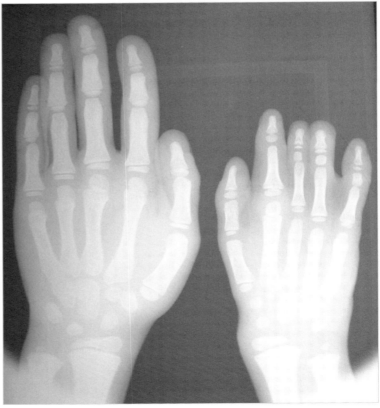

Beidseitig hohe Hüftgelenkluxation bei einem 9-jährigen Mädchen (Bild oben)
Zustand nach operativer Therapie durch Schanz-Osteotomie beidseitig (Bild unten)

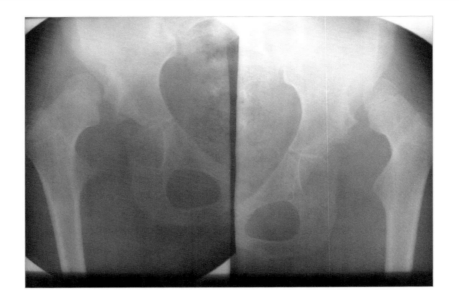
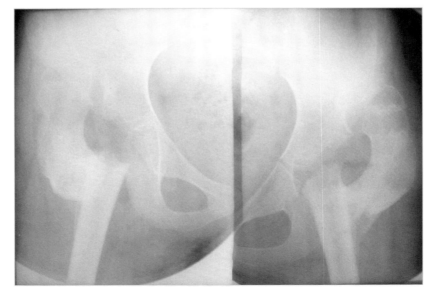

OSTEOPSATHYROSIS (OSTEOGENESIS IMPERFECTA) MIT KARTENHERZBECKEN
BEI EINEM 12-JÄHRIGEN JUNGEN

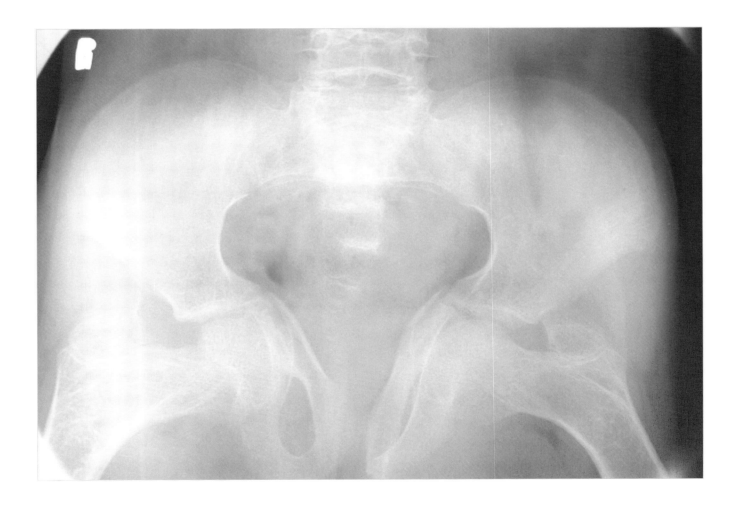

Rachitisbedingte grossbogige Verbiegung der Femora bei einem 11-jährigen Mädchen (Bild links)

Segmentierung eines 10 cm langen resezierten Knochenstücks (Bild rechts)

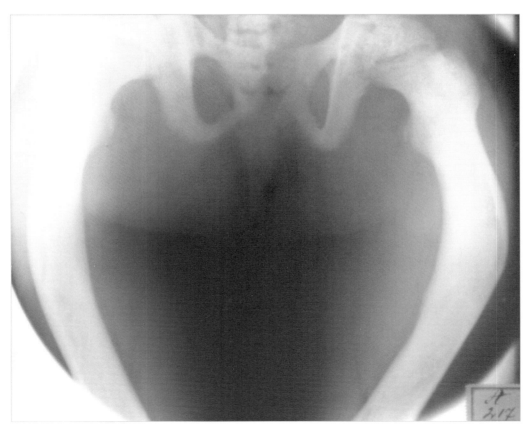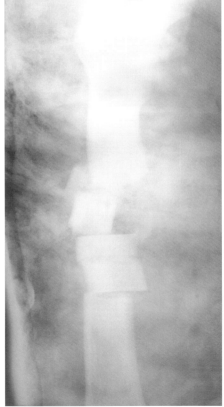

Kalzifizierende Enchondrome (Morbus Ollier) an rechter distaler Femurdiametaphyse, proximaler Tibiaepiphyse sowie der Fibula bei einem 9-jährigen Jungen

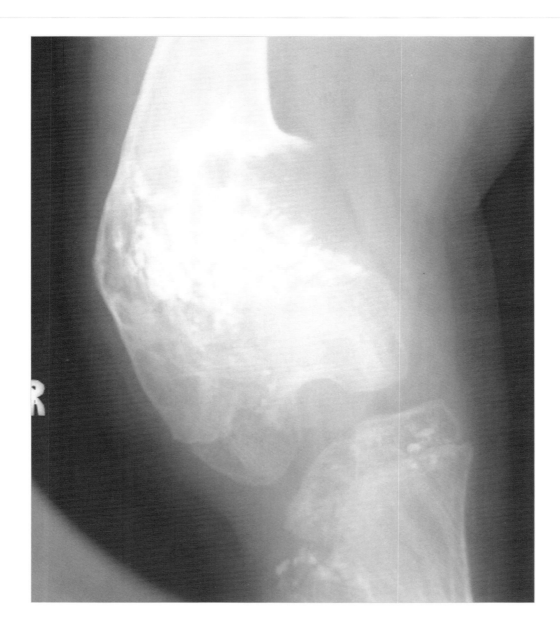

Junge unbekannten Alters mit fibröser Dysplasie und Pseudarthrose am linken Unterschenkel

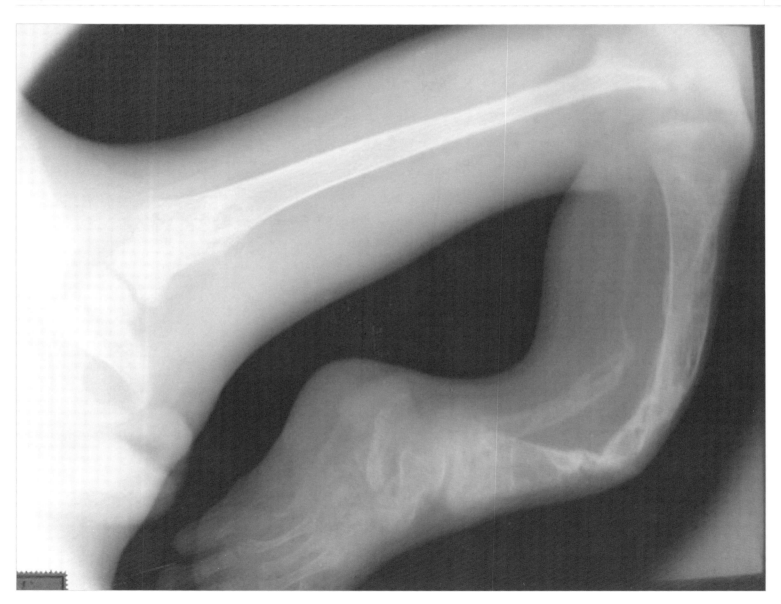

Knochen- und Gelenktuberkulose an der rechten Fibula (Bild links) bzw. am linken Ellenbogengelenk (Bild rechts) bei einem 3-jährigen Mädchen

Röntgenbilder

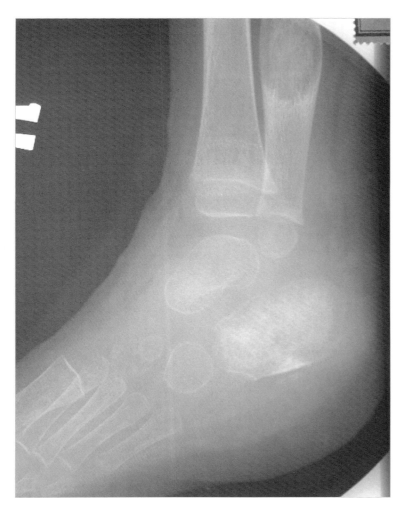
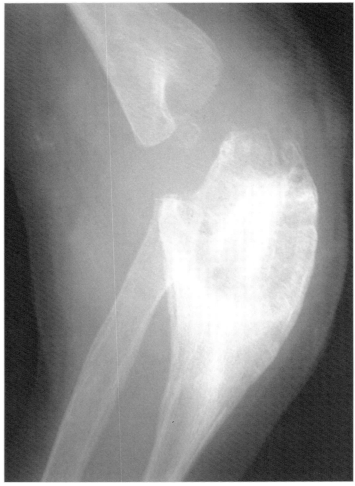

Ankylose des rechten Sprunggelenks
bei einem 19-jährigen Jungen (Bild links)

Pes planus bei einem 13-jährigen Mädchen (Bild rechts oben)

Pes planus mit Talus verticalis
bei einem Jungen unbekannten Alters (Bild rechts unten)

Röntgenbilder

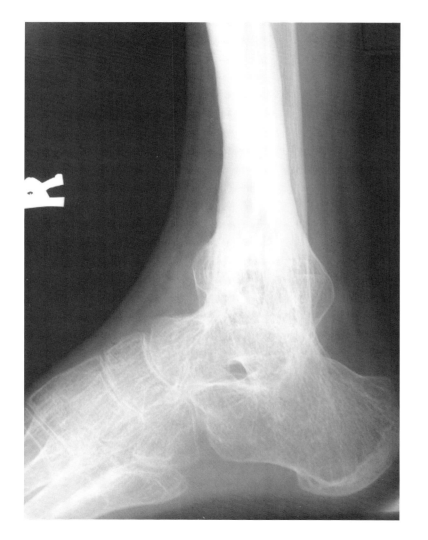
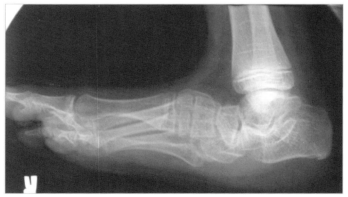
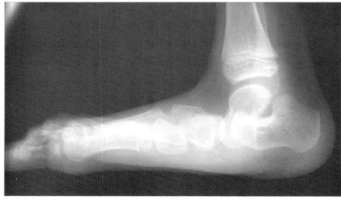

5 Therapie und Orthetik

M.A. Rauschmann, K.-D. Thomann

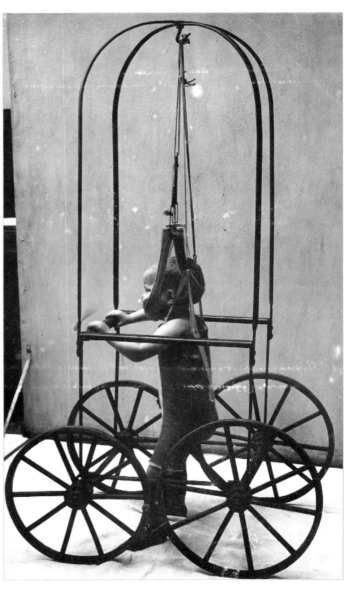

BEHANDLUNGSZIMMER DER KRÜPPELHEILANSTALT BAD KREUZNACH

Therapie und Orthetik

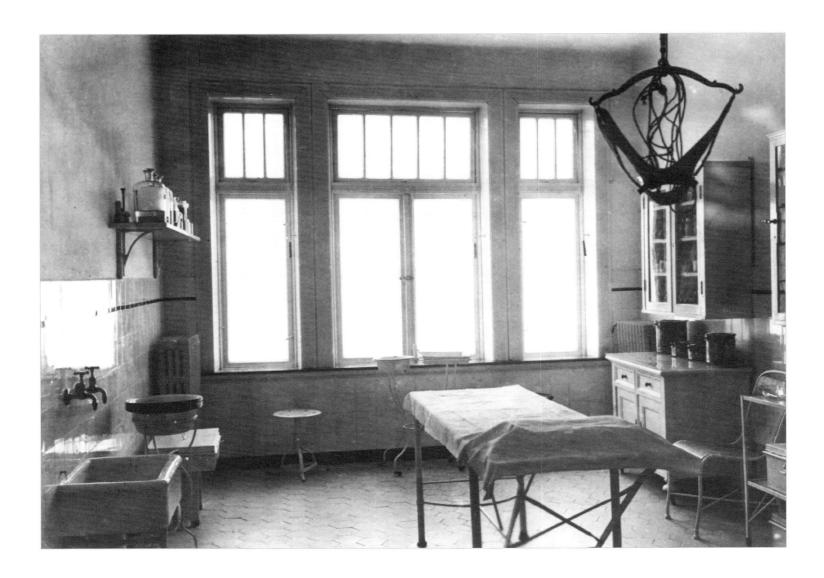

Glissonschlingenextension zur Skoliosetherapie

Therapie und Orthetik

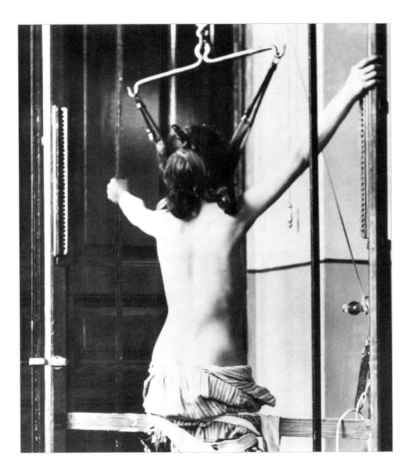
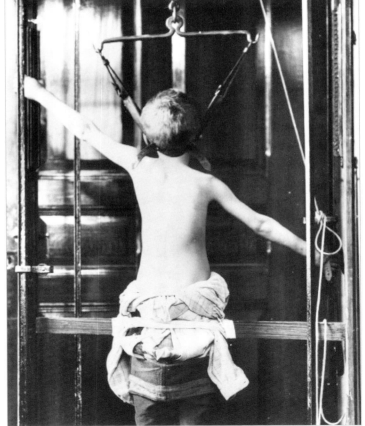

Gipsanlage in Extensionsvorrichtung

Therapie und Orthetik

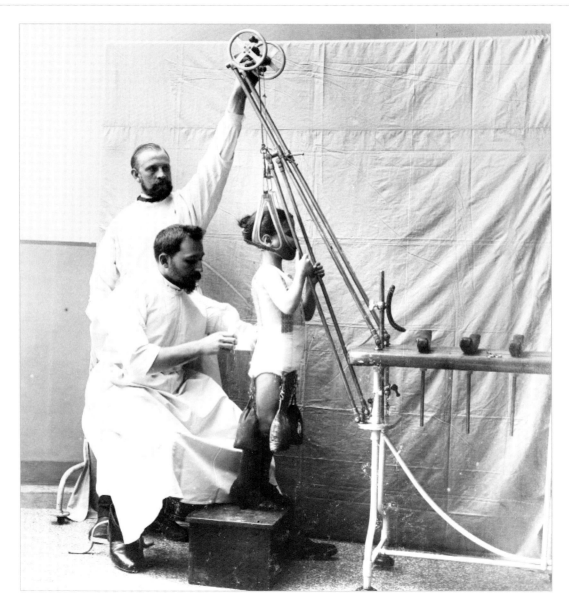

VERTIKALE EXTENSION NACH GAUGELE ZUR KORREKTUR EINES SPONDYLITISCHEN GIBBUS

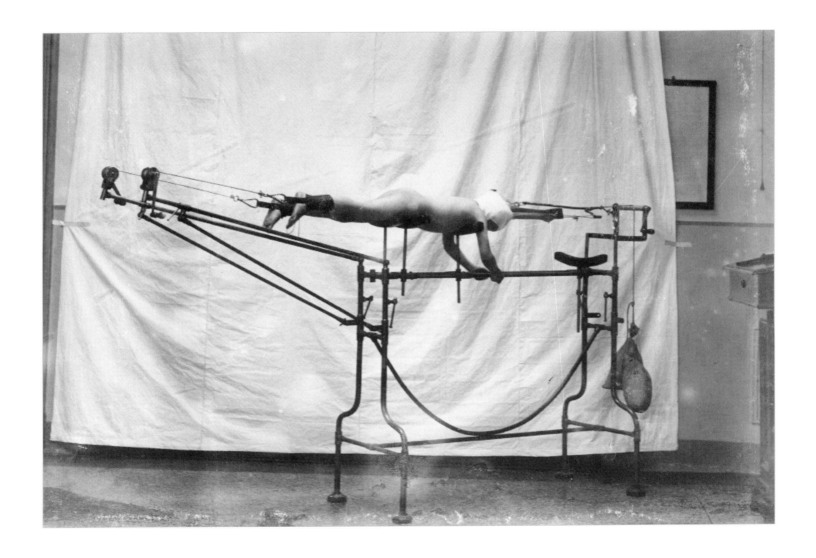

Geschlossene Reposition einer Hüftgelenkluxation beidseits mit Extension in Streckung und Abduktion

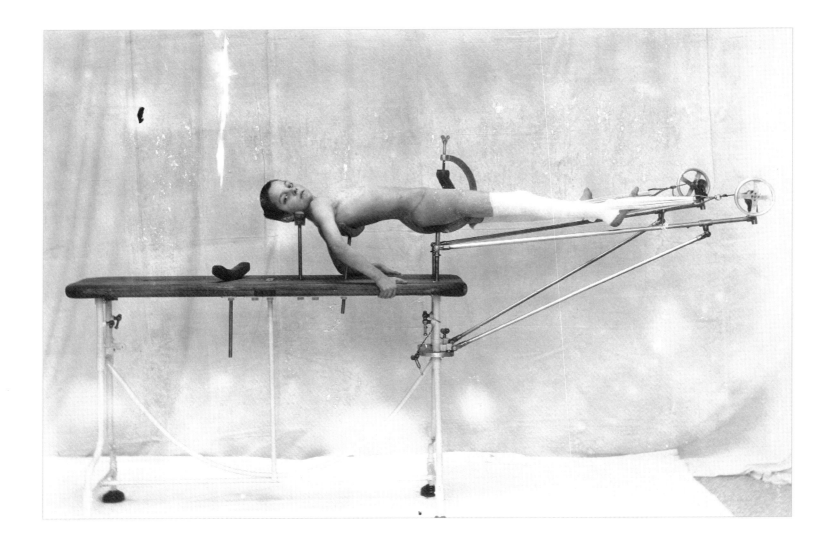

Heussner-Osteoklast in Anwendung: Osteoklasie eines Genu varum.
Nach Einspannen des Femur in den Spannbacken erfolgt die Krafteinleitung
mit einem ca. 1 Meter langen Hebel

Therapie und Orthetik

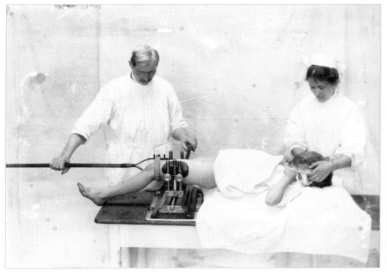
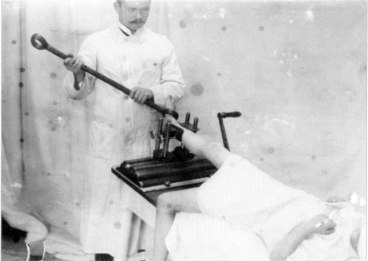

Demonstration von Schultergelenk-Repositionstechniken

Therapie und Orthetik

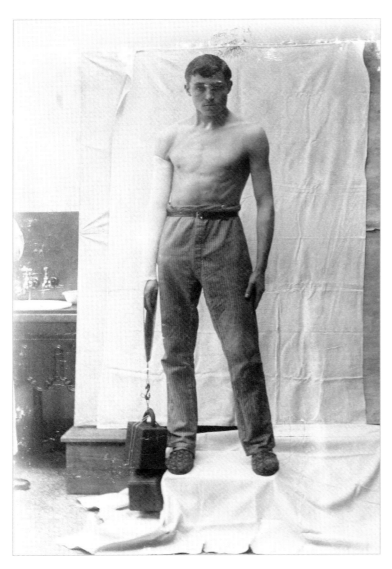
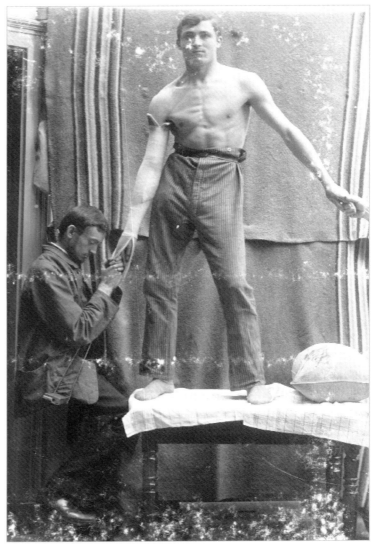

MASSAGETHERAPIE IN DER BAD KREUZNACHER DIAKONIE

Therapie und Orthetik

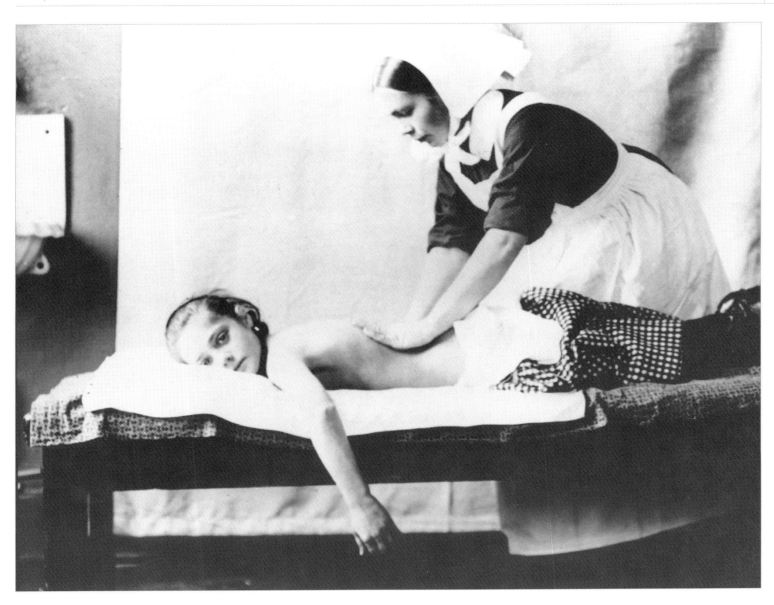

154 | Therapie und Orthetik

SPINALE KINDERLÄHMUNG OHNE UND MIT
ORTHOPÄDIETECHNISCHER UNTERSTÜTZUNG

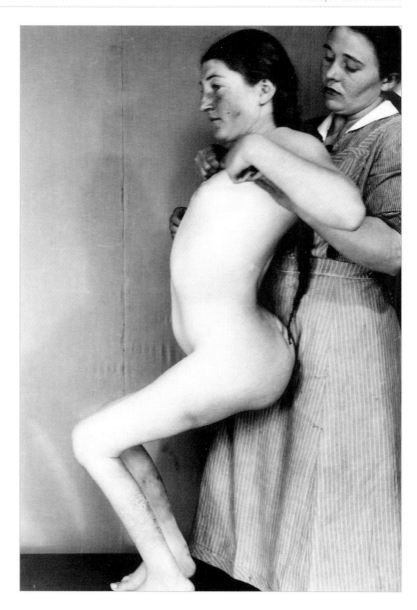

Therapie und Orthetik

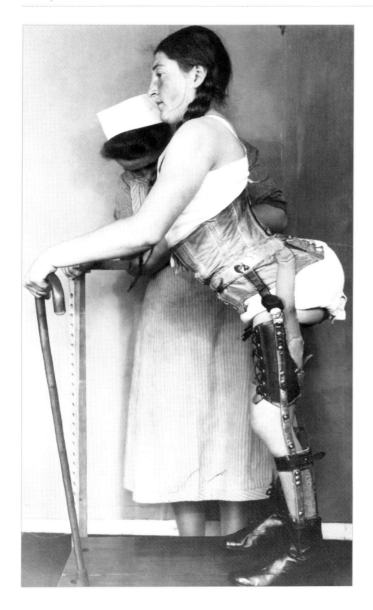
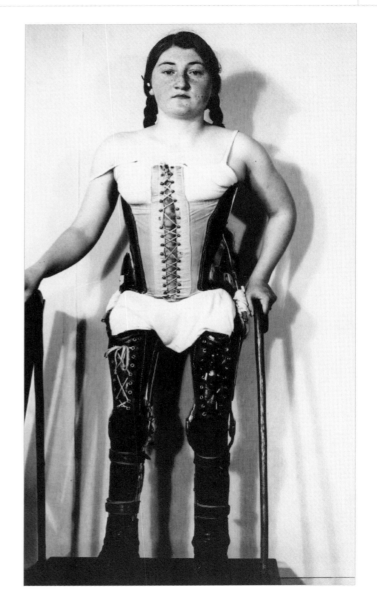

Gehwagen mit zervikaler Suspension mittels Glisson-Schlinge in Anwendung

Therapie und Orthetik

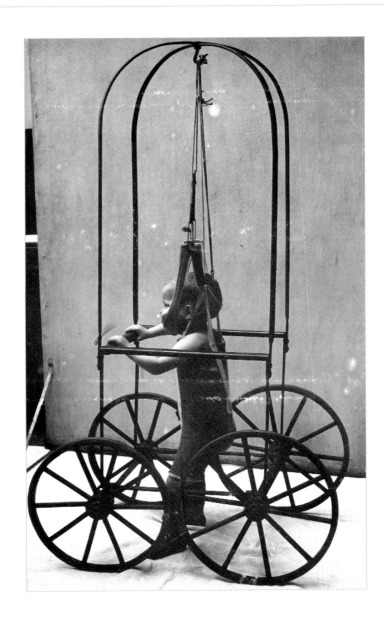

WASCHSZENE IN DER BAD KREUZNACHER DIAKONIE

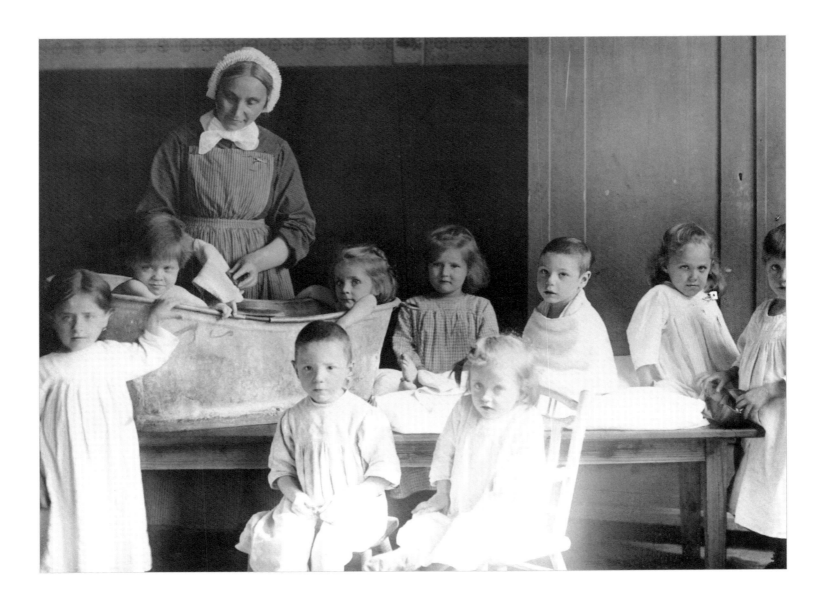

6 Anatomische Skizzen

A. Lotz

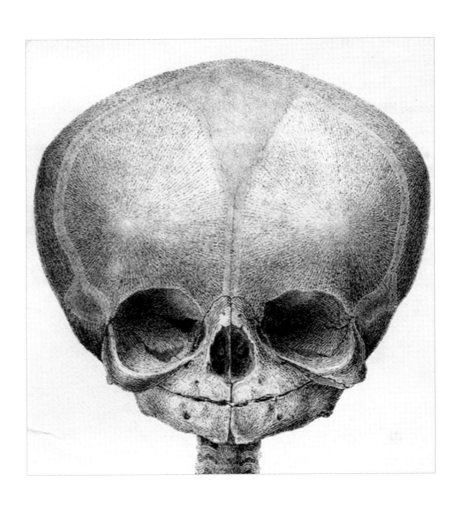

Inaugural-Dissertation
Symbolae ad ossium recens natorum morbos
J. Eduardus Gustavus Schütze

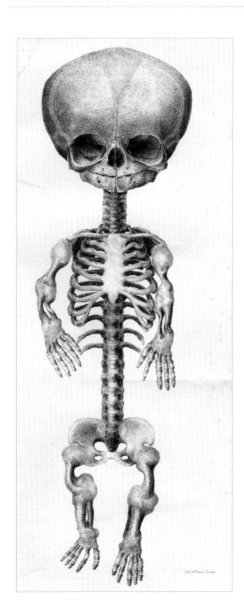

SYMBOLAE AD OSSIUM RECENS NATORUM MORBOS.

DISSERTATIO
INAUGURALIS PATHOLOGICO-ANATOMICA
QUAM
CONSENSU ET AUCTORITATE
GRATIOSI MEDICORUM ORDINIS
IN
UNIVERSITATE LITERARIA FRIDERICA GUILELMA
UT SUMMI
IN MEDCINIA ET CHIRURGIA HONORES
RITE SIBI CONCEDANTUR
DIE V. M. AUGUSTI A. MDCCCXLII.
H. L. Q. S.
PUBLICE DEFENDET
AUCTOR
EDUARDUS GUSTAVUS SCHUETZE
VRATISLAVIENSIS.

OPPONENTIBUS:

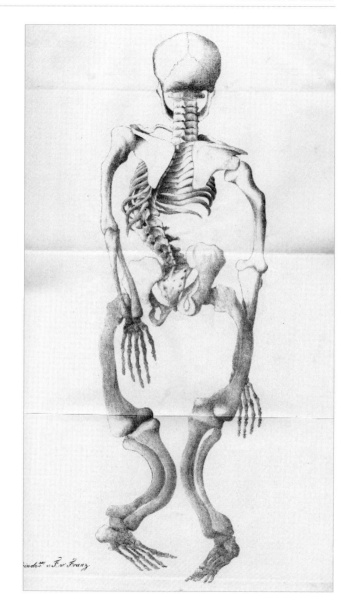

Inaugural-Dissertation
De Rhachitide morbisque ex eadem oriundis
Ludovicus Guilelmus Ficker

DE
RHACHITIDE MORBISQUE EX EADEM ORIUNDIS.

DISSERTATIO INAUGURALIS MEDICA
QUAM
CONSENSU ET AUCTORITATE
GRATIOSI MEDICORUM ORDINIS
IN
UNIVERSITATE LITTERARIA BEROLINENSI
UT SUMMOS
IN
MEDICINA ET CHIRURGIA HONORES
RITE ADIPISCATUR
D. XXVII. M. NOVEMB. ANN. MDCCCXX
H. L. Q. S.
PUBLICE DEFENDET
AUCTOR
LUDOVICUS GUILELMUS FICKER
PADERBORNA GUESTPHALUS.

OPPONENTIBUS
CAROL. SCHNEIDER. FRID. FORSTMANN. FERD. HEYFELDER
MEDICINAE DOCTORIBUS.

ACCEDUNT TABULAE DUO LITHOGRAPHICAE.

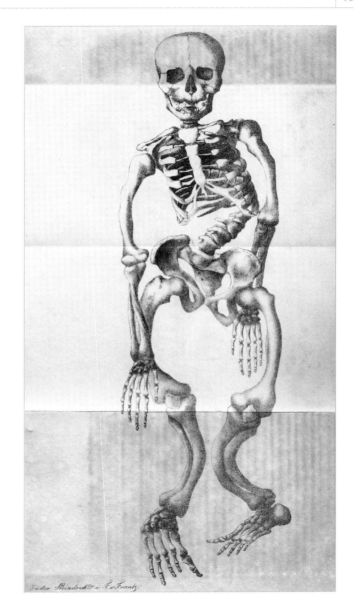

Inaugural-Disseration
Beitrag zur Lehre von dem osteomalakischen Frauenbecken
Gustav Münch

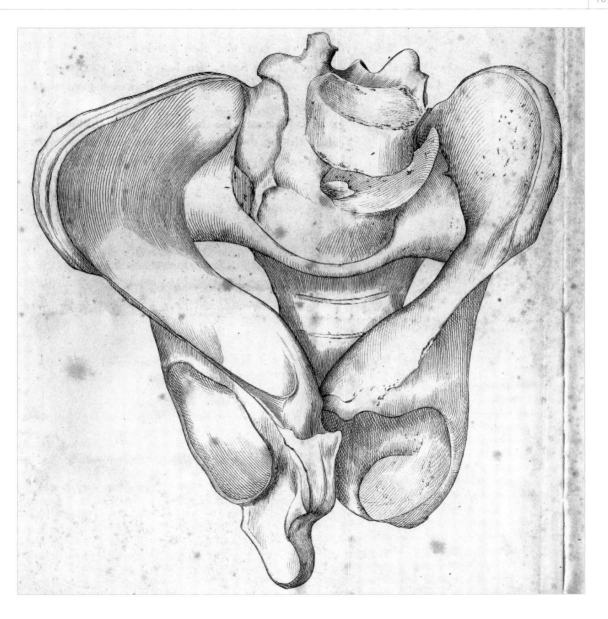

7 Quellenangaben und Herkunft der Bilder

Kapitel 2 Patientenbilder

Seite 16 O.S., 12 Jahre
Temmink, Chr. (1888), Privates Album mit 15 Photographien orthopädischer Patienten
Quelle: Deutsches Orthopädisches Geschichts- und Forschungsmuseum, Frankfurt

Seite 18 W.H., 16 Jahre,
Aufnahme 14.04.1936
Quelle: Archivmaterial Annastift, Hannover

Seite 20 H.O., 2½ Jahre
Aufnahme 12.10.1929
Quelle: Archivmaterial Annastift, Hannover

Seite 22 K.H., 17 Jahre
Aufnahme 12.04.1930
Quelle: Archivmaterial Annastift, Hannover

Seite 24 S.J., 26 Jahre
Aufnahme 26.02.1930
Quelle: Archivmaterial Annastift, Hannover

Seite 26 N.H., 15 Jahre
Aufnahme 16.09.1937
Quelle: Archivmaterial Annastift, Hannover

Seite 28 Name und Alter unbekannt
Aufnahme: 08/1921,
Quelle: Archivmaterial Annastift, Hannover

Seite 30 E.E., 6 und 7 Jahre
Aufnahme 23.03.1932 und 24.04.933
Quelle: Archivmaterial Annastift, Hannover

Quellenangaben und Herkunft der Bilder

Seite 34 Quelle: Institut für Pathologie „Georg Schmorl"
Klinikum Friedrichstadt, Dresden

Seite 36 Z.F., 12 Jahre
Aufnahme 05.02.1930
Quelle: Archivmaterial Annastift, Hannover

Seite 38 H.R., 44 Jahre
Aufnahme 20.07.1935
Quelle: Archivmaterial Annastift, Hannover

Seite 40 A.,J., 32 Jahre
Aufnahme 1935, Röntgenaufnahme 08.07.1912
Quelle: Archivmaterial Annastift, Hannover

Seite 42 D.A., 18 Jahre
Aufnahme 05.11.1929
Röntgenaufnahmen präoperativ 06.03.1923 und postoperativ 03.11.1924
Quelle: Archivmaterial Annastift, Hannover

Seite 44 B.W., 18 Jahre
Aufnahme vom 18.01.1933
Quelle: Archivmaterial Annastift, Hannover

Seite 46 M.S. im Alter von 1 Jahr, 3 Jahren und 6 Jahren
Aufnahme 06.09.1934
Quelle: Archivmaterial Annastift, Hannover

Seite 50 U.M., 5 und 16 Jahre
Aufnahmen 11.05.1926 und 11.12.1937, Röntgenaufnahme 08.05.1925
Quelle: Archivmaterial Annastift, Hannover

Seite 52 G.A., 15 Jahre
präoperative Aufnahme 02.05.1922, postoperative Aufnahme 15.06.1922,
Röntgenaufnahme 27.04.1922
Quelle: Archivmaterial Annastift, Hannover

Seite 54   H.G., 22 Jahre
Aufnahme 09.11.1927
Quelle: Archivmaterial Annastift, Hannover

Seite 56   B.G., 17 Jahre
Aufnahme 20.04.1937
Quelle: Archivmaterial Annastift, Hannover

Seite 58   V.J., 36 Jahre
Wiederholt J. (1898): Über ein Chondro-Fibroma-Cysticum des rechten Oberarmes, Medizinische Dissertation.
Quelle: Deutsches Orthopädisches Geschichts- und Forschungsmuseum, Frankfurt

Seite 60   G.W. mit Tochter, Alter unbekannt
Aufnahme 06.02.1930
Quelle: Archivmaterial Annastift, Hannover

Seite 62   K.F., 12 Jahre
Frontalaufnahme 14.10.1929
seitliche Aufnahme 26.07.1928
Quelle: Archivmaterial Annastift, Hannover

Seite 66   P.S., Alter unbekannt
Aufnahme 14.09.1921, Röntgenaufnahme 11.04.1921
Quelle: Archivmaterial Annastift, Hannover

Seite 68   S.A., 27 Jahre
Aufnahme 05.12.1929
Quelle: Archivmaterial Annastift, Hannover

Seite 70   G.O., Alter und Aufnahmedatum unbekannt
Quelle: Archivmaterial Annastift, Hannover

Seite 72   G.R., 3 Jahre
Aufnahme 15.11.1929
Quelle: Archivmaterial Annastift, Hannover

Seite 74	R.F., 14 Jahre Aufnahme 29.04.1936, Röntgenaufnahme 22.05.1925 Quelle: Archivmaterial Annastift, Hannover
Seite 76	N., M. L. W., Alter unbekannt Aufnahmen vor der Therapie 07.11.1921 Aufnahmen nach der Therapie 11.08.1922 Quelle: Archivmaterial Annastift, Hannover
Seite 78	B.H., 15 Jahre Aufnahme 05.11.1934 Quelle: Archivmaterial Anastift, Hannover
Seite 80	S., Alter unbekannt Quelle: Archivmaterial Annastift, Hannover
Seite 82	B.J., 14 Jahre Aufnahme vom 19.06.1922, Röntgenaufnahme 17.06.1922 Quelle: Archivmaterial Annastift, Hannover
Seite 84	W.E., im Alter von 2 Monaten, 2 ½ Jahren und 6 Jahren Aufnahmen 01.11.1928, 07.02.1931 und 28.01.1935 Quelle: Archivmaterial Annastift, Hannover
Seite 86	D.W., Alter unbekannt Aufnahme 23.10.1911 Quelle: Archivmaterial Annastift, Hannover
Seite 88	D., Alter unbekannt Aufnahme 01.04.1911, Röntgenaufnahme 01.04.1911 Quelle: Archivmaterial Annastift, Hannover
Seite 90	F.A., 6 Jahre alt Aufnahme 01.09.1923 Quelle: Archivmaterial Annastift, Hannover

Seite 92 S.A., 14 Jahre
Aufnahmedatum unbekannt, Röntgenaufnahme 20.05.1924
Quelle: Archivmaterial Annastift, Hannover

Seite 94 J.J., Alter unbekannt
Aufnahme 17.04.1929
Quelle: Archivmaterial Annastift, Hannover

Kapitel 3 Präparate

Seite 98 F.R., 47 Jahre, männlich
Quelle: Institut für Pathologie 'Georg Schmorl'
Klinikum Dresden Friedrichstadt, Dresden

Seite 100 M.A., 4 Jahre, männlich
Quelle: Institut für Pathologie 'Georg Schmorl'
Klinikum Dresden Friedrichstadt, Dresden

Seite 100 L.M., 29 Jahre, weiblich (Bild rechts)

T.M., 56 Jahre, männlich (Bild Mitte)

C.J., 57 Jahre, männlich (Bild links)
Quelle: Institut für Pathologie 'Georg Schmorl'
Klinikum Dresden Friedrichstadt, Dresden

Seite 104 G.F., 25 Jahre, männlich (Bild rechts)

M.A., 49 Jahre, männlich (Bild Mitte)

Ohne Namen und Altersangabe (Bild links)
Quelle: Institut für Pathologie 'Georg Schmorl'
Klinikum Dresden Friedrichstadt, Dresden

Quellenangaben und Herkunft der Bilder | 173

Seite 106 Ohne Namen und Altersangabe (Bild rechts)

Ohne Namen und Altersangabe (Bild links)
Quelle: Institut für Pathologie 'Georg Schmorl'
Klinikum Dresden Friedrichstadt, Dresden

Seite 108 S.M., 63 Jahre, weiblich (Bild rechts und Mitte)

S.R., 68 Jahre, männlich (Bild links)
Quelle: Institut für Pathologie 'Georg Schmorl'
Klinikum Dresden Friedrichstadt, Dresden

Seite 110 W.J., 32 Jahre, weiblich
Quelle: Institut für Pathologie 'Georg Schmorl'
Klinikum Dresden Friedrichstadt, Dresden

Seite 112 S.G., 32 Jahre, männlich
Quelle: Institut für Pathologie 'Georg Schmorl'
Klinikum Dresden Friedrichstadt, Dresden

Kapitel 4 Röntgenbilder

Seite 116 S.Z., 12 Jahre, weiblich
Röntgenaufnahme 02.02.1925
Quelle: Archivmaterial Annastift, Hannover

Seite 118 H.P., 12 Jahre, weiblich
Röntgenaufnahme 04.12.1924
Quelle: Archivmaterial Annastift, Hannover

Seite 120   H.B., männlich, 13 Jahre. (Bild links)
Röntgenaufnahme 07.02.1925

J.B., männlich, 9 Jahre (Bild rechts)
Röntgenaufnahme 20.05.1919
Quelle: Archivmaterial Annastift, Hannover

Seite 122   E.S., weiblich, 9 Jahre
Röntgenaufnahme 06.04.1926 und 10.07.1923 (postoperativ)
Quelle: Archivmaterial Annastift, Hannover

Seite 124   F.M., männlich, 12 Jahre
Röntgenaufnahme 21.01.1925
Quelle: Archivmaterial Annastift, Hannover

Seite 126   E.W., weiblich, 11 Jahre
Röntgenaufnahme 15.10.1924 und 28.10.1924 (postoperativ)
Quelle: Archivmaterial Annastift, Hannover

Seite 128   F.M., männlich, 9 Jahre
Röntgenaufnahme 18.10.1922
Quelle: Archivmaterial Annastift, Hannover

Seite 130   L.K., männlich, unbekanntes Alter.
Röntgenaufnahme 02.03.1910
Quelle: Archivmaterial Annastift, Hannover

Seite 132   I.S., weiblich, 3 Jahre
Röntgenaufnahmen vom 18.05.1923
Quelle: Archivmaterial Annastift, Hannover